科学出版社"十四五"普通高等教育本科规划教材配套教材

医药数理统计学习辅导

第 5 版

汪旭升　沈宗山　主编

周永治　主审

科学出版社

北京

内 容 简 介

本书是科学出版社"十四五"普通高等教育本科规划教材《医药数理统计》(第6版)的配套教材,也是本书的第5版.本书侧重于理论知识的归纳总结及各类习题的分析解法、各种医药实际问题的统计处理.本书针对教材给出了各章的内容提要、基本概念、习题解答和补充习题及解答.除此之外,本书还提供了7套试题,对学生进一步提高能力和备考有很大帮助,也便于学生自学.通过本书的学习,可帮助学生更好地掌握常用统计方法的运用,培养学生的归纳总结能力、分析解决问题的应用能力.

本书可供医药院校各专业、各层次的学生使用,也可作为医药工作者学习数理统计的参考书.

图书在版编目(CIP)数据

医药数理统计学习辅导 / 汪旭升,沈宗山主编. —5 版.—北京:科学出版社,2021.1
科学出版社"十四五"普通高等教育本科规划教材配套教材
ISBN 978-7-03-066726-7

Ⅰ. 医… Ⅱ.①汪… ②沈… Ⅲ.①医用数学-数理统计-医学院校-教学参考资料 Ⅳ.①R311

中国版本图书馆 CIP 数据核字(2020)第 216285 号

责任编辑:刘 亚 曹丽英 / 责任校对:郑金红
责任印制:李 彤 / 封面设计:北京蓝正合融广告有限公司

科 学 出 版 社 出版
北京东黄城根北街 16 号
邮政编码:100717
http://www.sciencep.com
北京天宇星印刷厂印刷
科学出版社发行 各地新华书店经销

*

2004 年 9 月第 一 版 开本:787×1092 1/16
2021 年 1 月第 五 版 印张:8 1/2
2025 年 1 月第二十四次印刷 字数:195 000
定价:29.80 元
(如有印装质量问题,我社负责调换)

《医药数理统计学习辅导》（第5版）
编写人员

主　　编　汪旭升　沈宗山

副 主 编　赵聪俐　杨　晔　石　莹　陈素玲

　　　　　许华萍　赵文峰　易　颖　王　剑

主　　审　周永治

编　　委　(按姓氏笔画排序)

丁敏敏	安徽中医药大学	陈丽君	湖北中医药大学
王　剑	广西中医药大学	林有志	云南中医药大学
石　莹	南京中医药大学	林剑鸣	广州中医药大学
许华萍	浙江中医药大学	易　颖	广州中医药大学
杨　晔	安徽中医药大学	赵文峰	河南中医药大学
李晓红	浙江中医药大学	赵聪俐	天津中医药大学
汪旭升	广西中医药大学	胡灵芝	陕西中医药大学
沈宗山	云南财经大学	洪全兴	福建中医药大学
沈晓婧	南京中医药大学	高　云	山东中医药大学
张燕红	天津中医药大学	黄　翔	安徽中医药大学
陈素玲	山东中医药大学		

第 5 版编写说明

党的二十大报告强调,要坚持人民至上、坚持自信自立、坚持守正创新、坚持问题导向、坚持系统观念、坚持胸怀天下。这"六个坚持"也是我们组织编写本系列教材的理论创造、实践探索的集中体现。

《医药高等数学》、《医药数理统计》、《医药数学实验》是全国 19 所中医院校联合编写的科学出版社 2001 年 4 月出版的数学系列教材. 相继,2004 年 8 月《医药高等数学》、《医药数理统计》第 2 版出版,同时由《医药数学实验》转换的《医药高等数学学习辅导》、《医药数理统计学习辅导》第 1 版出版(辅导教材比配套的理论教材推迟一版);2009 年 5 月出版第 3 版理论教材与第 2 版辅导教材;2012 年 5 月出版第 4 版理论教材与第 3 版辅导教材(2012 年的教材为"十二五"规划教材). 2016 年 1 月出版第 5 版理论教材与第 4 版辅导教材(2016 年的教材为"十三五"规划教材). 本套教材自 2001 年出版以来,发行面广,发行量大,在中医院校受到广大师生的欢迎. 编写组根据科学出版社对普通高等教育规划教材的具体要求与信息化社会对教材信息数字化的要求,对前版教材进行全面的分析、总结,认真进行修改、补充与数字化,编写成"十四五"期间的全国高等医药院校规划教材(第 6 版的《医药高等数学》、《医药数理统计》与第 5 版的《医药高等数学学习辅导》、《医药数理统计学习辅导》). 本配套教材将更适应医药院校的医药类、管理类、信息类、人文类等专业的需要,定于 2021 年 1 月由科学出版社正式出版.

《医药数理统计学习辅导》(第 5 版)是《医药数理统计》(第 6 版)的配套教材,相应地也有 9 章. 每章包括四大部分:一、内容提要;二、基本概念;三、习题解答(该章习题的解答过程);四、补充习题及解答(增补一些有代表性有适当难度的习题). 书的最后编入一些院校有代表性的试卷,供学生练习. 本辅导教材有利于学生掌握统计方法的原理与步骤,帮助学生学好数理统计同时培养自己分析解决问题的能力,也有利于教师的教学工作.

参加本教材编写的有以下院校:广西中医药大学、云南中医药大学、广州中医药大学、湖北中医药大学、浙江中医药大学、安徽中医药大学、南京中医药大学、山东中医药大学、天津中医药大学、河南中医药大学、陕西中医药大学、福建中医药大学等.

本教材编写过程中得到许多同行专家的关心与支持,在此一并表示感谢.

本教材尚有不足之处,恳请读者与同行批评指正.

编 者

2020 年 7 月

目　　录

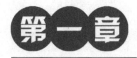

事件与概率

一、内 容 提 要

了解样本空间的概念,理解随机事件的概念,掌握事件之间的关系和运算;了解事件频率的概念,了解概率的统计定义,掌握古典型概率的计算;了解条件概率的概念,理解事件独立性的概念,掌握利用事件的独立性进行概率计算.掌握概率的加法公式、乘法公式、全概率公式及贝叶斯公式.

二、基 本 概 念

(一) 随机事件及其关系和运算

1. 随机现象→随机试验→随机事件.

2. 事件的关系和运算.

事件的关系和运算主要有:用简单事件表示复杂事件;化简事件的关系式;证明事件之间的某些等式或不等式.

(1) 四种关系,如表 1-1 所示:

表 1-1

关系	符号	概率论的定义	集合论的含义
包含关系	$A \subset B$	事件 A 发生必然导致 B 发生	A 是 B 的子集
相等	$A = B$	$A \subset B$ 且 $B \subset A$	A 与 B 相等
对立关系	$\overline{A}$	A 所构成的事件不发生	A 的补集
互不相容(或互斥)	$AB = \varnothing$	事件 A 与 B 不能同时发生	A 与 B 没有公共元素

(2) 事件的运算服从下列规律.

交换律:$A + B = B + A, AB = BA$;

结合律:$(A + B) + C = A + (B + C), (AB)C = A(BC)$;

分配律:$(A + B)(A + C) = A + BC, A(B + C) = AB + AC$;

吸收律:$A + AB = A, A(A + B) = A$;

补余律:$A + \overline{A} = \Omega, A\overline{A} = \varnothing$;

De-Morgan 律:对有限个或可列无限个事件 A_i 恒有

$$\overline{\sum_i A_i} = \prod_i \overline{A_i} \Leftrightarrow \overline{\bigcup_i A_i} = \bigcap_i \overline{A_i}, \quad \overline{\bigcap_i A_i} = \bigcup_i \overline{A_i} \Leftrightarrow \overline{\prod_i A_i} = \sum_i \overline{A_i}$$

(二) 事件频率、概率的统计定义、古典型概率的计算

1. 概率的定义:古典概率、几何概率、统计概率、公式化定义.

2. 古典概率计算的要点.

古典概率计算的要点:给定基本事件的总数,然后再计算事件 A 中包含的基本事件数,这就归结为计数问题.计数的基本工具主要有两个:基本原理和排列组合方法.

(1) 排列：$P_n^m = n(n-1)(n-2)\cdots(n-m+1) = \dfrac{n!}{(n-m)!}$

$\qquad n! = n(n-1)(n-2)\cdots 2 \cdot 1$

(2) 组合：$C_n^m = \dfrac{P_n^m}{m!} = \dfrac{n!}{m!\ (n-m)!}$

3. 古典概型概率解题时应注意的若干事项：

(1) 所求中有"至少"的问题，通常用"对立事件"解答较简便.

(2) "任取 k 件"与"无放回地逐件抽取 k 件"，虽然考虑问题的角度不同，但二者所计算出的概率都是相同的.

(3) "任取 k 件"与"有放回地逐件抽取 k 件"，所得概率一般是不同的.

(三) 条件概率、概率的加法公式、乘法公式、全概率公式及贝叶斯公式

在求解较为复杂的条件概率问题时，还需要灵活运用下面三个重要的公式：

1. 如果所求概率是任意 n 个事件 $A_1, A_2, \cdots, A_n$ 的交事件的概率且 $P(A_1 A_2 \cdots A_{n-1}) > 0$，则可应用乘法公式

$$P(A_1 A_2 \cdots A_{n-1} A_n) = P(A_1)P(A_2 \mid A_1)P(A_3 \mid A_1 A_2)\cdots P(A_n \mid A_1 A_2 \cdots A_{n-1})$$

求解.

2. 如果某一结果(事件 A)是由多种"原因"事件 $B_i(i=1,2,\cdots,n)$ 所引起的，并且作为"原因"的这些事件彼此间互不相容，其和事件恰为必然事件，则结果 A 发生的概率可由全概率公式

$$P(A) = \sum_{i=1}^{n} P(B_i)P(A \mid B_i)$$

求解，其中，$P(B_i) > 0$.

3. 如果某一事件 A 的发生是由多种"原因" $B_i(i=1,2,\cdots,n)$ 所引起的，并且知事件 A 已发生，当需要了解 A 的发生是由某 B_k 所引起的概率有多大时，可按贝叶斯公式

$$P(B_k \mid A) = \frac{P(B_k)P(A \mid B_k)}{\displaystyle\sum_{i=1}^{n} P(B_i)P(A \mid B_i)}$$

计算，其中，$P(B_i) > 0, P(A) > 0$.

(四) 事件的独立性

独立性是概率论中应用极为广泛的重要概念. 就解而言，事件的独立性有助于简化概率计算.

1. 计算相互独立事件的积的概率，可简化为

$$P(A_1 A_2 \cdots A_n) = P(A_1)P(A_2)\cdots P(A_n)$$

2. 计算相互独立事件的和的概率，可简化为

$$P(A_1 \bigcup A_2 \bigcup \cdots \bigcup A_n) = 1 - P(\overline{A_1})P(\overline{A_2})\cdots P(\overline{A_n})$$

三、习题一解答

1. 设 A, B, C 为三事件，用 A, B, C 的运算关系表示下列事件：

(1) A 发生，B 与 C 不发生；

(2) A 与 B 都发生，而 C 不发生；

(3) A, B, C 都发生；

(4) A, B, C 中至少有一个发生；

(5) A, B, C 都不发生；

(6) A, B, C 中不多于一个发生；

(7) A, B, C 中不多于两个发生；

(8) A, B, C 中至少有两个发生.

解 (1) $A\overline{B}\,\overline{C}$

(2) $AB\overline{C}$

(3) ABC

(4) $A\bar{B}\bar{C}+\bar{A}B\bar{C}+\bar{A}\bar{B}C+AB\bar{C}+A\bar{B}C+\bar{A}BC+ABC$

  $=A+B+C$

(5) $\bar{A}\,\bar{B}C$

(6) $A\bar{B}\bar{C}+\bar{A}B\bar{C}+\bar{A}\bar{B}C+\bar{A}\,\bar{B}\,\bar{C}$ 或 $\overline{AB}+\overline{BC}+\overline{AC}$

(7) $A\bar{B}\bar{C}+\bar{A}B\bar{C}+\bar{A}\bar{B}C+AB\bar{C}+A\bar{B}C+\bar{A}BC+\bar{A}\,\bar{B}\,\bar{C}$ 或 $\overline{ABC}$

(8) $AB+BC+AC$

2. 对三人做舌诊,设 $A=\{$三人正常$\}$,$B=\{$至少一人不正常$\}$,$C=\{$只有一人正常$\}$,$D=\{$只有一人不正常$\}$指出这四个事件中的互斥事件、对立事件,$A+D$,BD 各表示什么意思.

解 A 与 B,A 与 C,A 与 D,C 与 D 是互斥事件.

因为 $A+B=\Omega$,$AB=\varnothing$,所以 A 与 B 是对立事件.

$A+D=\{$至少有两人正常$\}=\{$至多一人不正常$\}$

$BD=D=\{$只有一人不正常$\}=\{$恰有两人正常$\}$

3. 某市在某年的第一季度出生婴儿的情况为一月份男孩 145 个,女孩 135 个;二月份男孩 125 个,女孩 136 个;三月份男孩 152 个,女孩 140 个,问该季度生男孩的频率是多少?

解 第一季度共出生婴儿数为

$$145+135+125+136+152+140=833$$

该季度出生的男孩数为

$$145+125+152=422$$

因此该季度生男孩的频率为

$$f=\frac{422}{833}=0.5066$$

4. 40 个药丸中 3 丸已失效,现任取 5 丸,求其中有 2 丸失效的概率.

解 $A=\{$任取 5 丸,其中有 2 丸失效$\}$

$$P(A)=\frac{C_{37}^3\times C_3^2}{C_{40}^5}=\frac{\dfrac{37\times36\times35}{3\times2\times1}\times\dfrac{3\times2}{2\times1}}{\dfrac{40\times39\times38\times37\times36}{5\times4\times3\times2\times1}}=0.0354$$

5. 一批针剂共 100 支,其中,有 10 支次品,求

(1) 这批针剂的次品率;

(2) 从中任取 5 支,全部是次品的概率;

(3) 从中任取 5 支,恰有 2 支次品的概率.

解 (1) $A=\{$次品$\}$

$$P(A)=\frac{10}{100}=0.1$$

(2) $B=\{$任取 5 支,全部是次品$\}$

$$P(B)=\frac{C_{10}^5}{C_{100}^5}=0.000003347$$

(3) $C=\{$任取 5 支,恰有两支次品$\}$

$$P(C)=\frac{C_{90}^3\times C_{10}^2}{C_{100}^5}=0.07$$

6. 某地居民血型分布为 $P($O 型$)=50\%$,$P($A 型$)=14.5\%$,$P($B 型$)=31.2\%$,$P($AB 型$)=4.3\%$,若有一个 A 型血型患者需要输血,问当地居民任一人可为他输血的概率是多少?

解 $\Omega=\{$O 型$\}+\{$A 型$\}+\{$B 型$\}+\{$AB 型$\}$

设

$$A=\{$当地居民为一个 A 型血型患者输血$\}$$

则

$$P(A)=P(\{$O 型$\}+\{$A 型$\})$$

$$=P($O 型$)+P($A 型$)$$

$$=0.5+0.145=0.645$$

7. 药房有包装相同的六味地黄丸 100 盒，其中，5 盒为去年产品，95 盒为今年产品. 现随机发出 4 盒，求

(1) 有 1 盒或 2 盒陈药的概率；

(2) 有陈药的概率.

解 样本总数为 C_{100}^4，

(1) 设 $A=\{$有 1 盒或 2 盒陈药$\}$，则

$$P(A) = \frac{C_{95}^3 \times C_5^1 + C_{95}^2 \times C_5^2}{C_{100}^4} = 0.1879$$

(2) 设 $B=\{$有存药$\}$，$\bar{B}=\{$无存药$\}$，则

$$P(\bar{B}) = \frac{C_{95}^4}{C_{100}^4} = 0.8119$$

所以

$$P(B) = 1 - P(\bar{B}) = 1 - 0.8119 = 0.1881$$

8. 从 1,2,3,4,5 号小白鼠中任取两只做新药试验，计算所取两只中一只是 4 号小白鼠的概率.

解 设 $A=\{$所取两只中一只是 4 号小白鼠$\}$. 样本空间中基本事件的总数为 $n=C_5^2=10$，事件 A 所包含的基本事件数为 $m=C_1^1 \cdot C_4^1=4$，所以

$$P(A) = \frac{m}{n} = \frac{4}{10} = 0.4$$

9. 某药检所从送检的 10 件药品中先后抽取了两件. 如果 10 件中有三件是次品.

(1) 求第一次检得次品的概率？

(2) 第一次检得次品后，第二次检得次品的概率？

(3) 两次都检得次品的概率.

解 设 $A_i=\{$第 i 次所取的药品是次品$\}$，$i=1,2$，

(1) $P(A_1) = \frac{3}{10}$

(2) $P(A_2 \mid A_1) = \frac{3-1}{10-1} = \frac{2}{9}$

(3) 根据概率的乘法公式得

$$P(A_1 A_2) = P(A_1) \cdot P(A_2 \mid A_1) = \frac{3}{10} \times \frac{2}{9} = 0.0667$$

10. 某厂生产的产品中，36% 为一等品，54% 为二等品，10% 为三等品，任取一件产品，已知它不是三等品，求它是一等品的概率.

解 设 $A_1=\{$一等品$\}$，$A_2=\{$二等品$\}$，$A_3=\{$三等品$\}$，则

$$P(A_1)=0.36, \quad P(A_2)=0.54, \quad P(A_3)=0.1$$

设 $B=\{$任取一件产品不是三等品，是一等品$\}$，由题意知

$$P(B) = \frac{P(A_1)}{P(A_1) + P(A_2)} = \frac{0.36}{0.36 + 0.54} = 0.4$$

11. 经调查，在 50 个聋耳人中有 4 人色盲，在 950 个非聋耳人中有 76 人色盲，试说明聋耳与色盲无关.

解 设 $A=\{$色盲$\}$，$B=\{$聋耳$\}$，则

$$P(A) = \frac{80}{1000} = 0.08, \quad P(A \mid B) = \frac{4}{50} = 0.08$$

可见 $P(A) = P(A \mid B)$，A 与 B 相互独立，即聋哑与色盲无关.

12. 假如某人群中患结核病的概率为 0.003，患沙眼的概率为 0.04，现从该人群中任意抽查一人，求下列事件的概率：

(1) 此人患结核病且患沙眼病；

(2) 此人既无结核病又无沙眼病；

(3) 此人至少有这两种病的一种；

(4) 此人只有其中一种病.

解 设 $A=\{$患结核病$\}$，$B=\{$患沙眼$\}$. 由题意知 A 与 B 是相互独立事件.

$$P(A) = 0.003, \quad P(B) = 0.04$$

(1) $P(AB) = P(A)P(B) = 0.00012$

(2) $P(\overline{A+B}) = 1 - P(A+B) = 1 + P(AB) - P(A) - P(B)$

$$= 0.9571$$

(3) $P(A+B) = P(A) + P(B) - P(AB)$

$$= 0.003 + 0.04 - 0.00012$$

$$= 0.0429$$

(4) $P(\overline{A}B + A\overline{B}) = P(\overline{A})P(B) + P(A)P(\overline{B})$

$$= 0.0428$$

13. 设 $A = \{$甲市有雨$\}$，$B = \{$乙市有雨$\}$，由以往的气象记录知 $P(A) = 0.3$，$P(B) = 0.4$ 且 $P(AB) = 0.28$，

(1) 说明两市下雨有牵连(非独立)；

(2) 求 $P(A|B)$，$P(B|A)$，$P(A+B)$.

(注意：A，B 不互斥也不独立.)

解　(1) 因为

$$P(AB) = 0.28, \quad P(A)P(B) = 0.12$$

所以

$$P(AB) \neq P(A)P(B)$$

(2) $P(A \mid B) = \dfrac{P(AB)}{P(B)} = \dfrac{0.28}{0.4} = 0.7$

$P(B \mid A) = \dfrac{P(AB)}{P(A)} = \dfrac{0.28}{0.3} = 0.933$

$P(A+B) = P(A) + P(B) - P(AB) = 0.42$

14. 设某产品进行验收检查,发现次品率为 0.02.

(1) 今独立地检验 100 件产品,问至少发现一件产品为次品的概率是多少?

(2) 如保证至少发现一件次品的概率为 0.9,问应检验多少件产品?

解　(1) 令 $A_1 = \{$第 i 件是次品$\}$,那么 $\overline{A}_i = \{$第 i 件是合格品$\}$,$i = 1,2,\cdots,100$.

$$P(A_i) = 0.02, \quad P(\overline{A}_i) = 1 - P(A_i) = 0.98$$

因为 100 个事件 $\overline{A}_1,\cdots,\overline{A}_{100}$ 独立,所以发现无次品的概率为

$$P\{\text{发现无次品}\} = P(\overline{A}_1)P(\overline{A}_2)\cdots P(\overline{A}_{100})$$

$$= 0.98^{100}$$

$$= 0.13$$

$$P\{\text{至少发现一件产品为次品}\} = 1 - P\{\text{发现无次品}\}$$

$$= 0.8674$$

(2) $P\{$至少发现一件产品为次品$\} = 0.9$,则

$P\{$发现无次品$\} = 0.1$

即 $0.98^n = 0.1$,

$$n = \frac{\ln 0.1}{\ln 0.98} \approx 114$$

15. 三家工厂生产同一种产品,每家厂商分别占总产量的 25%,35%,40%,又知每厂的次品率分别为 5%,4%,2%,求从这种产品中取一件,取到次品的概率.

解　设 $B = \{$取到次品$\}$,$A_i = \{$取到的产品是属于第 i 家工厂生产的$\}$,$i = 1,2,3$.

$$P(A_1) = 0.25, \quad P(A_2) = 0.35, \quad P(A_3) = 0.4$$

$$P(B|A_1) = 5\%, \quad P(B|A_2) = 4\%, \quad P(B|A_3) = 2\%$$

$$P(B) = \sum_{i=1}^{3} P(A_i)P(B \mid A_i)$$

$$= 0.25 \times 0.05 + 0.35 \times 0.04 + 0.4 \times 0.02$$

$$= 0.0345$$

16. 仓库里有 10 箱规格相同的产品,已知其中有 5 箱、3 箱、2 箱依次是甲厂、乙厂、丙厂生产的,且甲厂、

乙厂、丙厂的产品次品率分别为 $1/10,1/15,1/20$,从这 10 箱中取 1 箱,再从中任取 1 件产品,求取得正品的概率.

解　$B=\{次品\},A_1=\{取的箱子是甲厂的\},A_2=\{取的箱子是乙厂的\},A_3=\{取的箱子是丙厂的\}$.

$$P(A_1)=0.5,\quad P(A_2)=0.3,\quad P(A_3)=0.2$$

$$P(B\mid A_1)=\frac{1}{10},\quad P(B\mid A_2)=\frac{1}{15},\quad P(B\mid A_3)=\frac{1}{20}$$

$$P(B)=\sum_{i=1}^{3}P(A_i)P(B\mid A_i)=0.5\times\frac{1}{10}+0.3\times\frac{1}{15}+0.2\times\frac{1}{20}=0.08$$

$$P(\overline{B})=1-P(B)=0.92$$

即其概率为 0.92.

17. 把甲乙两种外观一样、数量相等的药片混在一起,若甲种药片的次品率为 0.05,乙种药片的次品率为 0.0025,现从中抽出 1 片发现是次品,求该药片来自甲、乙种的概率.

解　$A_1=\{甲种药片\},\quad A_2=\{乙种药\},\quad B=\{次品\}$,则

$$P(A_1)=P(A_2)=0.5$$

$$P(B\mid A_1)=0.05,\quad P(B\mid A_2)=0.0025$$

$$\begin{aligned}P(B)&=\sum_{i=1}^{2}P(A_i)P(B\mid A_i)\\&=0.5\times0.05+0.5\times0.0025\\&=0.02625\end{aligned}$$

所以

$$P(A_1\mid B)=\frac{P(A_1)P(B\mid A_1)}{P(B)}=0.9524$$

$$P(A_2\mid B)=\frac{P(A_2)P(B\mid A_2)}{P(B)}=0.04761$$

18. 已知一批产品中 96% 是合格品,检查时,一个合格品误认为不合格的概率是 0.02,一个不合格品误认为合格的概率是 0.05,求在检查合格的产品中确是合格品的概率.

解　设 $A=\{合格\},B=\{被判合格\}$,则

$$P(A)=0.96,\quad P(\overline{A})=0.04,\quad P(\overline{B}\mid A)=0.02$$

$$P(B\mid A)=1-P(\overline{B}\mid A)=0.98$$

$$P(B\mid\overline{A})=0.05$$

由贝叶斯公式,被合格的产品确定有合格产品的概率为

$$\begin{aligned}P(A\mid B)&=\frac{P(A)\cdot P(B\mid A)}{P(A)\cdot P(B\mid A)+P(\overline{A})\cdot P(B\mid\overline{A})}\\&=\frac{0.96\times0.98}{0.96\times0.98+0.04\times0.05}\\&=0.9979\end{aligned}$$

19. 用 X 线透视诊断肺结核,设 $A=\{实有肺结核\},B=\{被判有肺结核\}$.若某市成人中 $P(A)=0.001$,这种检查阳性的正确率 $P(B\mid A)=0.95$,阴性的正确率 $P(\overline{B}\mid\overline{A})=0.998$.

(1) 求该市一人经透视被判有肺结核的概率;

(2) 若一个经透视被判有肺结核,求他实际患有肺结核的概率.

解　设 $A=\{实有肺结核\},B=\{被判有肺结核\}$.由题意

$$P(A)=0.001,\quad P(B\mid A)=0.95,\quad P(\overline{A})=0.999,\quad P(\overline{B}\mid\overline{A})=0.998,\quad P(B\mid\overline{A})=0.002$$

A 与 $\overline{A}$ 构成互斥完备群,

(1) $P(B)=P(A)\cdot P(B\mid A)+P(\overline{A})\cdot P(B\mid\overline{A})$
$\qquad=0.002948$

(2) $P(A\mid B)=\dfrac{P(A)\cdot P(B\mid A)}{P(A)\cdot P(B\mid A)+P(\overline{A})\cdot P(B\mid\overline{A})}$

$\qquad=\dfrac{0.001\times0.95}{0.001\times0.95+0.999\times0.002}$

$\qquad=0.3223$

20. 某电子设备厂所用的晶体管由甲乙丙三家元件制造厂提供. 已知甲乙丙三厂的次品率分别为 0.02,0.01,0.03,又知三个厂提供晶体管的份额分别为 0.15,0.80,0.05,设三个厂的产品是同规格的(无区别标志)且均匀的混合在一起. 求 1. 在混合的晶体管中随机取一支是次品的概率. 2. 现在抽取了一支晶体管次品,问这支晶体管最可能是哪个厂家生产的?

解 A_i $i=1,2,3$ 代表抽到三个厂家生产的晶体管,B 代表抽到的是次品.

$$P(B) = \sum_{i=1}^{3} P(A_i)P(B \mid A_i) = 0.02 \times 0.15 + 0.01 \times 0.80 + 0.03 \times 0.05 = 0.0125$$

$$P(A_1 \mid B) = \frac{P(A_1)P(B \mid A_1)}{\sum_{i=1}^{3} P(A_i)P(B \mid A_i)} = 0.24, \qquad P(A_2 \mid B) = \frac{P(A_2)P(B \mid A_2)}{\sum_{i=1}^{3} P(A_i)P(B \mid A_i)} = 0.64$$

$$P(A_3 \mid B) = \frac{P(A_3)P(B \mid A_3)}{\sum_{i=1}^{3} P(A_i)P(B \mid A_i)} = 0.12.$$

所以最有可能是乙厂生产的 .

四、补充习题及解答

1. 盒子中盛有 12 个乒乓球,其中,9 个是新球,3 个是旧球. 练球时第一次从盒子中任取 3 个来用(新球用一次后就成为旧球),用后仍放回盒子中,第二次再从盒子中任取 3 个球,试求第二次取出的球都是新球的概率.

解 设 $B = \{$第二次取出的球都是新球$\}$,$A_i = \{$第一次取出的球中有 i 个新球$\}$,$i=0,1,2,3$,则 A_0, A_1, A_2, A_3 是一个完备事件组且

$$P(A_0) = \frac{C_3^3}{C_{12}^3} = \frac{1}{220}, \quad P(A_2) = \frac{C_9^2 C_3^1}{C_{12}^3} = \frac{108}{220}$$

$$P(A_1) = \frac{C_9^1 C_3^2}{C_{12}^3} = \frac{27}{220}, \quad P(A_3) = \frac{C_9^3 C_3^0}{C_{12}^3} = \frac{84}{220}$$

$$P(B \mid A_0) = \frac{C_9^3}{C_{12}^3} = \frac{84}{220}$$

$$P(B \mid A_1) = \frac{C_8^3}{C_{12}^3} = \frac{56}{220}$$

$$P(B \mid A_2) = \frac{C_7^3}{C_{12}^3} = \frac{35}{220}$$

$$P(B \mid A_3) = \frac{C_6^3}{C_{12}^3} = \frac{20}{220}$$

由全概率公式可得

$$P(B) = P(A_0)P(B \mid A_0) + P(A_1)P(B \mid A_1) + P(A_2)P(B \mid A_2) + P(A_3)P(B \mid A_3)$$

$$= \frac{1}{220} \cdot \frac{84}{220} + \frac{27}{220} \cdot \frac{56}{220} + \frac{108}{220} \cdot \frac{35}{220} + \frac{84}{220} \cdot \frac{20}{220} = \frac{441}{3025} = 0.1458$$

2. 某产品设计长度为 20cm,规定误差不超过 0.5cm 为合格产品. 今对一批产品尽心测量,长度如表 1-2 所示:

表 1-2

长度/cm	19.5 以下	19.5~20.5	20.5 以上
件数	5	68	7

计算这批产品的合格率.

解 根据设计要求知长度在 19.5cm 以下和 20.5cm 以上的均为不合格品,这批产品的合格率为

$$p = \frac{68}{5+68+7} = 0.85$$

3. 掷三枚硬币,求出现三个正面的概率.

解 掷一枚硬币,记出正面为 H,反面为 T,则掷三枚硬币试验的样本空间为 $\Omega=\{HHH,THT,HTT,$ $TTH,HHT,HTH,THH,TTT\}$,出现三个正面的事件记为 A,则 $A=\{HHH\}$,于是

$$P(A)=\frac{1}{8}=0.125$$

4. 10 把钥匙中有 3 把能打开门,今任取 2 把,求能打开门的概率.

解法一 随机试验是从 10 把钥匙里任取 2 把,从样本空间 Ω 的样本点总数为

$$n=C_{10}^2=45$$

要想把门打开,取出的 2 把钥匙中至少有一把从能把门打开的 3 把钥匙中获得,从而能把门打开这一事件所包含的样本点数为 $m=C_3^2+C_7^1C_3^1=24$.故所求概率为

$$p=\frac{m}{n}=\frac{24}{45}=\frac{8}{15}\approx0.53$$

解法二 随机试验是从 10 把钥匙中任取 2 把,从而样本空间 Ω 的样本点总数为

$$n=C_{10}^2=45$$

记事件 $A=\{$能把门打开$\}$,则 $\overline{A}=\{$不能把门打开$\}$,从 7 把不能把门打开的钥匙中任取 2 把,共有 $C_7^2=21$ 种取法,即事件 $\overline{A}$ 共包含 21 个样本点,从而

$$P(A)=1-P(\overline{A})=1-\frac{21}{45}=\frac{24}{45}\approx0.53$$

5. 一部 4 卷的文集随便放在书架上,问恰好各卷自左向右或自右向左的卷号为 1,2,3,4 的概率是多少?

解 一部 4 卷的文集随便放在书架上共有 $4\times3\times2\times1=24$ 种放法,而文集恰好各卷自左向右或自右向左的卷号为 1,2,3,4 共有两种放法,从而所求概率为

$$P=\frac{2}{24}=\frac{1}{12}\approx0.083$$

6. 100 个产品中有 3 个次品,任取 5 个,求其中次品数分别为 0,1,2,3 的概率.

解 随机试验是从 100 个产品中任取 5 个,样本空间所包含的样本点总数为 $n=C_{100}^5$.记事件 $A_i=\{$取出的 5 个产品中含有 i 个次品$\}$,$i=0,1,2,3$.若取出的 5 个产品中没有次品,则取出的 5 个产品都必须从 97 个合格品种获得,从而事件 A_0 所包含的样本点总数为 $m_0=C_{97}^5$,故

$$P(A_0)=\frac{m_0}{n}=\frac{C_{97}^5}{C_{100}^5}\approx0.856$$

同理,若取出的 5 个产品中含有 i 个次品,则 i 个次品必须从 3 个次品中获得,$5-i$ 个合格品必须从 97 个合格品种获得,从而事件 A_i 所包含的样本点数为 $m_i=C_3^iC_{97}^{5-i}$,$i=1,2,3$.故

$$P(A_1)=\frac{C_3^1C_{97}^4}{C_{100}^5}\approx0.138$$

$$P(A_2)=\frac{C_3^2C_{97}^3}{C_{100}^5}\approx0.006$$

$$P(A_3)=\frac{C_3^3C_{97}^2}{C_{100}^5}\approx0.00006$$

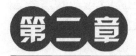

随机变量的概率分布与数字特征

一、内 容 提 要

本章主要介绍用随机变量描述各种随机现象的方法,这是概率论与数理统计的重点.随机变量常见的有两类:离散型与非离散型(主要指连续型的),它们分别用概率函数与概率密度函数描述其概率分布,而又以分布函数的形式统一起来.本章还讲述了几何分布、二项分布、泊松分布、正态分布、对数正态分布、均匀分布、指数分布的概率分布、数字特征及有关概率的计算方法.

二项分布、泊松分布、正态分布是常用的三种分布,而正态分布无论在实际应用还是理论研究中都占有头等重要的地位.

二、基 本 概 念

(一) 随机变量与分布函数

1. 随机变量:设 Ω 是试验 E 的样本空间,对于每一个样本点 $\omega \in \Omega$,都有唯一一个实数 $X(\omega)$ 与之对应且对于任意实数 x

$$\{\omega \mid X(\omega) \leqslant x\}$$

都是试验 E 的事件,存在着概率,则称 $X(\omega)$ 为随机变量,简记为 X.

注 随机变量是定义域为样本空间的函数,自变量是样本点 ω,而 ω 未必是数.在每次试验之前,只知道随机变量都可能取哪些值,但不能预知它取什么值;每一次试验,随机变量在某一确定范围中取值的概率是确定的.

随机变量常用 $X, Y, Z, \cdots$ 表示.

2. 分布函数.

函数 $F(x) = P(X \leqslant x) (-\infty < x < +\infty)$ 称为随机变量 X 的分布函数,它具有以下性质:

(1) $0 \leqslant F(x) \leqslant 1, -\infty < x < +\infty$.

(2) $F(x)$ 是单调不减函数,即若 $x_1 \leqslant x_2$,则有 $F(x_1) \leqslant F(x_2)$.

(3) $F(-\infty) = \lim_{x \to -\infty} F(x) = 0$,$F(+\infty) = \lim_{x \to +\infty} F(x) = 1$.

(4) $F(x)$ 是右连续的,$\lim_{t \to x^+} F(t) = F(x+0) = F(x)$.

反之,具有上述性质的函数 $F(x)$ 一定是某随机变量的分布函数.

若已知随机变量 X 的分布函数 $F(x)$,则

$$P(x_1 < X \leqslant x_2) = P(X \leqslant x_2) - P(X \leqslant x_1) = F(x_2) - F(x_1)$$
$$P(X > x) = 1 - P(X \leqslant x) = 1 - F(x)$$

实际中常遇到的随机变量是离散型和连续型两类随机变量.

(二) 离散型随机变量

1. 离散型随机变量:若随机变量 X 的取值为有限个或可列无限个,则称 X 为离散型随机变量.

2. 概率分布:

(1) 概率函数:设离散型随机变量 X 的取值为 $x_1, x_2, \cdots, x_k, \cdots$,$X$ 取各个可能值的概率为 $P(X = x_k) = p_k, k = 1, 2, \cdots$,则称其为离散型随机变量的概率函数(又称分布率).

(2) 分布列:概率函数用列表的方式给出,如表 2-1 所示:

表 2-1

X	x_1	x_2	...	x_i	...
P_k	p_1	p_2	...	p_i	...

该表格称为 X 的分布列,它还可以用矩阵形式来简记

$$\begin{pmatrix} x_1 & x_2 & \cdots & x_i & \cdots \\ p_1 & p_2 & \cdots & p_i & \cdots \end{pmatrix}$$

概率函数满足下列性质:

$$p_k \geqslant 0, k = 1, 2, \cdots, \qquad \sum_k p_k = 1$$

(3) 分布函数: X 为离散型随机变量,则有分布函数为

$$F(x) = P(X \leqslant x) = \sum_{x_i \leqslant x} p_i$$

分布函数与概率函数的关系为

$$F(x_i) = P(X \leqslant x_i) = p_1 + p_2 + \cdots + p_i$$
$$p_i = P(X = x_i) = P(X \leqslant x_i) - P(X \leqslant x_{i-1}) = F(x_i) - F(x_{i-1})$$

3. 常见的离散型随机变量的概率分布(简称为分布):

(1) 二项分布:设随机变量 X 的分布为

$$P(X = k) = C_n^k p^k q^{n-k}, \quad k = 0, 1, 2, \cdots, n; 0 < p < 1, q = 1 - p$$

则称 X 服从参数为 n, p 的二项分布,记 $X \sim B(n, p)$.

一般地,在 n 重伯努利试验中事件 A 恰好发生 $k(0 \leqslant k \leqslant n)$ 次的概率为 $P_n(k) = P(X = k) = C_n^k p^k q^{n-k}$, $k = 0, 1, 2, \cdots, n$

用 X 表示 n 重伯努利试验中事件 A 发生的次数,则 $X \sim B(n, p)$.

(2) 两点分布:设随机变量 X 的分布为

$$P(X = 1) = p, \quad P(X = 0) = 1 - p, \quad 0 < p < 1$$

则称 X 服从参数为 p 的两点分布. 两点分布又称 1-0 分布,记 $X \sim B(1, p)$.

(3) 泊松分布:设随机变量 X 的分布为

$$P(X = k) = \frac{\lambda^k}{k!} e^{-\lambda}, \quad k = 0, 1, 2, \cdots, \lambda > 0$$

则称 X 服从参数为 λ 的泊松分布,记 $X \sim P(\lambda)$.

一般地,n 次独立重复试验中,n 很大而 p 很小时,事件 A 恰好发生的次数 X 就服从泊松分布,利用 e^x 的幂级数展开式,容易验证泊松分布的概率值满足

$$\sum_k p_k = e^{-\lambda} \sum_{k=0}^{\infty} \frac{\lambda^k}{k!} = e^{-\lambda} \cdot e^{\lambda} = 1$$

(4) 几何分布:设随机变量 X 的分布为 $P(X = k) = pq^{k-1}(k = 1, 2, \cdots, n; 0 < p < 1, q = 1 - p)$,则称 X 服从参数为 p 的几何分布.

一般地,在伯努利试验中,事件 A 首次出现在第 k 次的概率为

$$p_k = pq^{k-1}, \quad k = 1, 2, \cdots$$

若用 X 记事件 A 首发生次数,则 X 服从几何分布.

(5) 超几何分布:设随机变量 X 的分布为

$$P(X = k) = \frac{C_M^k C_{N-M}^{n-k}}{C_N^n}, \quad k = k_0, k_0 + 1, k_0 + 2, \cdots, l$$

其中,$n < N - M, k_0 = \max(0, n - m), l = \min(M, n)$,则称 X 服从超几何分布.

(三) 连续型随机变量

1. 连续型随机变量:对于随机变量 X,如果存在一个非负可积函数 $f(x)(-\infty < x + \infty)$,使对任意 a, $b(a < b)$ 都有

$$P(a < x < b) = \int_a^b f(x) dx$$

则称 X 为连续型随机变量,称 $f(x)$ 为 X 的概率密度函数,有时称为概率密度或密度函数.

概率密度函数满足下面两个性质:

$$f(x) \geqslant 0, -\infty < x + \infty, \quad \int_{-\infty}^{+\infty} f(x) \mathrm{d}x = 1$$

反之,凡满足上面两个条件的函数 $f(x)$,均可作为某连续型随机变量 X 的密度函数.

另外,对连续型随机变量 X 有

(1) $P(X = x_0) = 0$,即连续型随机变量取个别值的概率等于零.

(2) $P(x_1 \leqslant X \leqslant x_2) = P(x_1 < X \leqslant x_2) = P(x_1 < X < x_2) = P(x_1 \leqslant X < x_2)$

$$= \int_{x_1}^{x_2} f(x) \mathrm{d}x.$$

(3) $f(x) = F'(x) = \lim\limits_{\Delta x \to 0} \dfrac{P(x \leqslant X < x + \Delta x)}{\Delta x}$.

2. 常见的连续型随机变量的概率分布:

(1) 均匀分布:设随机变量 X 的概率密度函数为

$$f(x) = \begin{cases} \dfrac{1}{(b-a)}, & a \leqslant x \leqslant b \\ 0, & \text{其他} \end{cases}$$

则称 X 服从参数为 a, b 的均匀分布.

由定义显然有 $f(x) \geqslant 0$,$\int_{-\infty}^{+\infty} f(x) \mathrm{d}x = \int_a^b \dfrac{1}{b-a} \mathrm{d}x = 1$. 若 X 服从均匀分布,那么对于任意的 $c, d (a \leqslant c < d \leqslant b)$,按概率密度定义有

$$P(c < X < d) = \int_c^d f(x) \mathrm{d}x = \int_c^d \dfrac{1}{b-a} \mathrm{d}x = \dfrac{d-c}{b-a}$$

上式表明,X 落在 (a, b) 中任意长度相同为 $(d-c)$ 的子区间内的概率是相同的,而与小区间的位置无关.

随机变量 X 服从均匀分布,则其分布函数为

$$F(x) = \begin{cases} 0, & x < a, \\ \dfrac{x-a}{b-a}, & a \leqslant x < b, \\ 1, & x \geqslant b \end{cases}$$

(2) 标准正态分布:若连续型随机变量 X 的概率密度为

$$\varphi(x) = \dfrac{1}{\sqrt{2\pi}} \mathrm{e}^{\frac{x^2}{2}}, \quad -\infty < x < +\infty$$

则称 X 服从标准正态分布,记 $X \sim N(0,1)$,其分布函数为

$$\Phi(x) = \dfrac{1}{\sqrt{2\pi}} \int_{-\infty}^x \mathrm{e}^{-\frac{t^2}{2}} \mathrm{d}t$$

为计算方便,对于不同的 x 值,有标准正态分布函数值表可查. 此时有

$$\Phi(-x) = 1 - \Phi(x), \quad P(x_1 < X < x_2) = \Phi(x_2) - \Phi(x_1).$$

(3) 正态分布:若连续型随机变量 X 概率密度为

$$f(x) = \dfrac{1}{\sqrt{2\pi}\sigma} \mathrm{e}^{-\frac{(x-\mu)^2}{2\sigma^2}}, \quad -\infty < x < +\infty$$

其中,μ, σ 为常数且 $\sigma > 0$,则称 X 服从参数为 μ,σ^2 的正态分布,记 $X \sim N(\mu, \sigma^2)$.

其分布函数为

$$F(x) = \dfrac{1}{\sqrt{2\pi}\sigma} \int_{-\infty}^x \mathrm{e}^{-\frac{(x-\mu)^2}{2\sigma^2}} \mathrm{d}x$$

此时有 $F(x) = \Phi\left(\dfrac{x-\mu}{\sigma}\right)$,从而可查表计算 $F(x)$. 当 $X \sim N(\mu, \sigma^2)$ 时有

$$P(x_1 \leqslant X < x_2) = \Phi\left(\dfrac{x_2-\mu}{\sigma}\right) - \Phi\left(\dfrac{x_1-\mu}{\sigma}\right)$$

特别地有 $P(|X-\mu| < 3\sigma) = 0.9973$,称为正态分布的 3σ 规则.

(4) 指数分布:若连续型随机变量 X 的概率密度为

$$f(x) = \begin{cases} \lambda e^{-\lambda x}, & x \geqslant 0, \\ 0, & x < 0, \end{cases} \quad \lambda > 0$$

则称 X 服从参数为 λ 的指数分布,其分布函数为

$$F(x) = \begin{cases} 1 - e^{-\lambda x}, & x \geqslant 0, \\ 0, & x < 0 \end{cases}$$

对任意 $s > 0, t > 0$,条件概率

$$P(X > s + t \mid X > s) = \frac{P(X > s + t)}{P(X > s)} = \frac{e^{-\lambda(s+t)}}{e^{-\lambda s}}$$
$$= e^{-\lambda t} = 1 - F(t) = P(X > t)$$

此为指数分布独有的特性.

(5) Γ 分布:若连续型随机变量 X 的概率密度为

$$f(x) = \frac{\beta^{\alpha}}{\Gamma(\alpha)} x^{\alpha-1} e^{-\beta x}, \quad x > 0$$

其中,$\alpha, \beta > 0$,则称 X 服从参数为 α 和 β 的 Γ 分布,记 $X \sim \Gamma(\beta, \alpha)$. 这里 $\Gamma(\alpha) = \int_{0}^{+\infty} x^{\alpha-1} e^{-x} dx$,即为积分学中熟知的 Γ 函数.

特别地,当 $\alpha = 1$ 时,化为指数分布;$\alpha = \frac{n}{2}, \beta = \frac{1}{2}$ 时,化为 $\chi^2(n)$ 分布.

(6) 韦布尔分布:若随机变量 X 的概率密度为

$$f(x) = \begin{cases} \dfrac{m}{\beta} (x-\alpha)^{m-1} \cdot e^{\frac{(x-\alpha)^m}{\beta}}, & x \geqslant \alpha, \\ 0, & x < \alpha \end{cases}$$

其中,m, α, β 为常数且 $m > 0, \beta > 0$,则称 X 服从韦布尔分布. 特别地,当 $m = 1, \beta = \frac{1}{\lambda}$ 时,化为指数分布.

(7) 对数正态分布:若随机变量 X 的概率密度为

$$f(x) = \begin{cases} \dfrac{\lg e}{\sqrt{2\pi} \sigma \cdot x} e^{\frac{(\lg x - \mu)^2}{2\sigma^2}}, & x > 0 \\ 0, & x \leqslant 0 \end{cases}$$

其中,$\sigma > 0, \mu$ 为常数,则称 X 服从对数正态分布.

实际中,当验证某一变量服从正态分布失败时,接着要考虑的,常常是对数正态分布.

(四) 随机变量的数字特征

1. 数学期望:设离散型随机变量 X 的概率分布为 $P(X = x_i) = p_i (i = 1, 2, \cdots)$,若 $\sum_i x_i p_i$ 绝对收敛,则该级数的和称为 X 的数学期望或均值,记为 $E(X)$. 需说明的是若级数 $\sum_i |x_i p_i|$ 发散,则 X 的数学期望就不存在.

设 X 是连续型随机变量,其密度函数为 $f(x)$,若积分 $\int_{-\infty}^{+\infty} |x| f(x) dx$ 收敛,则积分 $\int_{-\infty}^{+\infty} x f(x) dx$ 的值称为 X 的数学期望,记为 $E(X)$.

由上述定义可知,数学期望是加权平均数这一概念在随机变量中的推广,它反映了随机变量取值的平均水平.

数学期望具有下列性质:

(1) $E(C) = C$, 若 C 是常数.

(2) $E(aX) = aE(X)$,a 为常数.

(3) $E(aX + b) = aE(X) + b$,a, b 为常数.

另外,对于随机变量 X 的函数 $g(x)$ 而言,其数学期望为

$$E[g(x)] = \begin{cases} \sum_i g(x_i) p_i, & x \text{ 为离散型} \\ \int_{-\infty}^{+\infty} g(x) f(x) dx, & x \text{ 为连续型} \end{cases}$$

2. 方差:设离散型随机变量 X 的概率函数为 $P(X = x_i) = p_i (1, 2, \cdots)$,若 $\sum_i [x_i - E(X)]^2 p_i$ 收敛,则称

该级数的和为 X 的方差,记 $D(X)$.

设 X 是连续型随机变量,其密度函数为 $f(x)$,若积分 $\int_{-\infty}^{+\infty}[x-E(x)]^2 f(x)\mathrm{d}x$ 收敛,则积分的值称为 X 的方差,记为 $D(X)$.

由方差的定义和数学期望的性质,还有计算 $D(X)$ 的另一公式

$$D(X) = E(X^2) - [E(X)]^2$$

方差具有如下性质:

(1) $D(C) = 0$,若 C 是常数.

(2) $D(X+C) = D(X)$.

(3) $D(CX) = C^2 D(X)$.

(4) 设随机变量 X 与 Y 独立,则有 $D(X\pm Y) = D(X) + D(Y)$.

(5) 对一般随机变量 X,Y 而言有

$$D(X\pm Y) = D(X) + D(Y) \pm 2E\{[X-E(X)][Y-E(Y)]\}$$

注:方差 $D(X)$ 的大小反映了随机变量 X 取值的离散程度的大小,反映了随机变量取值与均值 $E(X)$ 的偏离幅度的大小,也即稳定程度.

3. 变异系数:称随机变量 X 的标准差与均值之比为 X 的变异系数,记为 CVX,即 $CVX = \sqrt{D(X)}/E(X)$. 它表明变异系数是标准差相对于均值的变化率,因其无量纲,更便于对不同随机变量之间波动程度的比较.

(五) 三种重要分布的渐近关系

离散型随机变量的二项分布、泊松分布和连续型随机变量的正态分布,是三种最基本也是最重要的概率分布,它们之间有着下述密切的渐近关系:

1. 当 $n\to+\infty$ 时,二项分布 $B(n,p)$ 以泊松分布 $P(\lambda)$ 为极限分布,即对二项分布 $B(n,p)$,若 $\lim_{n\to\infty} np = \lambda$,则

$$\lim_{n\to\infty} C_n^k p^k q^{n-k} = \frac{\lambda^k}{k!}\mathrm{e}^{-\lambda}$$

2. 当 $n\to+\infty$ 时,二项分布 $B(n,p)$ 以正态分布 $N(np,npq)$ 为极限分布,即对二项分布 $B(n,p)$,若 $\lim_{n\to\infty} np = \mu$,$\lim_{n\to\infty} npq = \sigma^2$,则

$$\lim_{n\to\infty} C_n^k p^k q^{n-k} = f(k) = \frac{1}{\sigma}\varphi\left(\frac{k-\mu}{\sigma}\right)$$

其中,$f(x)$ 为一般正态分布的概率密度,$\varphi(x)$ 为标准正态分布的概率密度.

3. 当 λ 增大时,泊松分布 $P(\lambda)$ 以正态分布 $N(\lambda,\lambda)$ 为极限分布,即 λ 增大时,$P(\lambda)$ 向 $N(\mu,\sigma^2)$ 逼近的参数替换为 $\mu=\lambda, \sigma^2=\lambda$,则有

$$\frac{\lambda^k}{k!}\mathrm{e}^{-\lambda} \approx \frac{1}{\sigma}\varphi\left(\frac{k-\mu}{\sigma}\right)$$

三、习题二解答

1. 一离散型变量 X 的概率函数为 $P(X=k) = C_4^k 0.3^k 0.7^{4-k}, k = 0,1,2,3,4$.

(1) 列出 X 的概率函数表;

(2) 画出 X 的概率函数图;

(3) 验证全部概率函数值之和为 1;

(4) 求 $F(2)$;

(5) 求 $P(0 < X \leqslant 3)$;

(6) 求 $P(X \neq k)$.

解 (1) X 的概率函数表为

$$\begin{pmatrix} 0 & 1 & 2 & 3 & 4 \\ 0.2401 & 0.4116 & 0.2646 & 0.0756 & 0.0081 \end{pmatrix}$$

(2) 略.

(3) $\sum_{k=0}^{4} P(X=k) = 0.2401 + 0.4116 + 0.2646 + 0.0756 + 0.0081 = 1$

(4) $F(2) = P(X \leqslant 2) = P(X=0) + P(X=1) + P(X=2) = 0.9163$

(5) $P(0 < X \leqslant 3) = P(X \leqslant 3) - P(X \leqslant 0) = F(3) - F(0) = 0.7518$

(6) $P(X \neq k) = 1 - P(X=k) = 1 - C_4^k 0.3^k 0.7^{4-k}, k = 0,1,2,3,4$

2. 某地区虚证患者中,气虚型占 33%,现随机抽查 20 名虚证患者,求其中没有气虚型的概率,有 5 名气虚型的概率.

解 设 X 为 20 名患者中气虚型的人数,$p = 0.33$.

(1) $P(患者中没有气虚型) = P(X=0) = P_{20}(0) = C_{20}^0 0.33^0 0.67^{20} = 0.0003$

(2) $P(患者中有 5 名气虚型) = P(X=5) = P_{20}(5) = C_{20}^5 0.33^5 0.67^{15} = 0.1473$

3. 若一批出厂半年的人参养荣丸的潮解率为 8%,从中抽取 20 丸,求恰有 1 丸潮解的概率,不超过 1 丸潮解的概率,有 1 至 5 丸潮解的概率.

解 设 X 为 20 丸中潮解的丸数,$p = 0.08$,则

$P(恰有 1 丸潮解) = P(X=1) = P_{20}(1) = C_{20}^1 0.08 \cdot 0.92^{19} = 0.32816$

$P(不超过 1 丸潮解的概率) = P(X \leqslant 1) = P_{20}(0) + P_{20}(1) = 0.51686$

$P(有 1 至 5 丸潮解) = P(1 \leqslant X \leqslant 5) = \sum_{k=1}^{5} P_{20}(k) = \sum_{k=1}^{5} C_{20}^k 0.08^k 0.92^{20-k} = 0.80751$

4. 某种疾病的自然痊愈率为 0.3,为试验一种新药对该病是否有效,把它给 30 个患者服用,如果有半数以上痊愈,试说明可以认为该药有效.

解 设药物不起作用,X 为服药后的自然痊愈人数,则 $X \sim B(30, 0.3)$,

$$P(X \geqslant 15) = \sum_{k=15}^{30} P_{30}(k) = \sum_{k=15}^{30} C_{30}^k 0.3^k 0.7^{30-k} = 0.01694$$

这表明事件 $(X \geqslant 15)$ 属于小概率事件,应该很难出现,但现在的事实是 $(X \geqslant 15)$ 竟然出现,于是有理由否定药物无效的假设,认为药物有效.

5. 设平均每 n 次(n 很大)伯努利试验中事件 A 出现 9.3 次.

(1) 指出 n 次试验中 A 出现的次数 X 服从什么样的分布;

(2) 求 n 次试验中 A 出现 18 次的概率.

解 (1) 由于很多次试验中,A 才出现 9.3 次,则可视为稀有事件模型,即 $X \sim P(k, 9.3)$.

(2) 所求的概率为

$$P(X=18) = P(X \geqslant 18) - P(X \geqslant 19)$$
$$= 0.007302 - 0.003435 = 0.003867$$

6. 在 200ml 当归浸液里含某种颗粒 300 个,求 1ml 浸液中含 2 个颗粒的概率,超过 2 个颗粒的概率.

解 观察 1ml 浸液就是一次伯努利试验,总共观察 200ml,视为 200 次伯努利试验,出现颗粒是稀有事件,则 1ml 中出现颗粒数 X 可认为服从 $\lambda = \dfrac{300}{200} = 1.5$ 的泊松分布,即 $X \sim P(k, 1.5)$,则

$$P(X=2) = P(X \geqslant 2) - P(X \geqslant 3) = 0.44217 - 0.19115 = 0.25102$$
$$P(X>2) = 0.19115$$

7. 150 颗花粉孢子随机落入大小相同的 500 个格子里.

(1) 约有多少个格子中没有孢子?

(2) 约有多少个格子中有 2 颗孢子?

(3) 约有多少个格子中的孢子多于 2 颗?

解 观察一个格子内是否落入孢子就是一次伯努利试验,500 格视为 500 次伯努利试验,落入孢子视为稀有事件,则格子中落入孢子数 X 服从 $\lambda = \dfrac{150}{500} = 0.3$ 的泊松分布,即 $X \sim P(k, 0.3)$.

(1) $500P(X=0) = 500[P(X \geqslant 0) - P(X \geqslant 1)]$
$= 500[1 - 0.25918] \approx 370$ 格

(2) $500P(X=2) = 500 \times 0.0333 \approx 17$

(3) $500P(X \geqslant 3) = 500 \times 0.003599 \approx 2$

8. 一只鼠笼有 3 扇同样大小的门,其中,只有 1 扇是开着的,一只小白鼠自开着的门进入笼内,它只能从开着的门出去.鼠在笼内跑来跑去,试图跑出笼子.假定小白鼠是无记忆的,鼠跑向各扇门是随机的.

(1) 以 X 表示鼠为了跑出笼子试跑的次数,求 X 的分布律;

(2) 饲养人声称,他养的一只小白鼠是有记忆的,它跑向任一扇门的尝试不多于一次,以 Y 表示这只较聪明的小白鼠为了跑出笼子试跑的次数,试求 Y 的分布律;

(3) 求试跑次数 X 小于 Y 的概率.

解 (1) X 的可能取值 $1,2,3,\cdots$,则

$$P(X=1)=\frac{1}{3}$$

$$P(X=2)=\frac{2}{3}\cdot\frac{1}{3},\quad P(X=3)=\left(\frac{2}{3}\right)^2\cdot\frac{1}{3},\cdots$$

故有

$$P(X=k)=\left(\frac{2}{3}\right)^{k-1}\cdot\frac{1}{3},\quad k=1,2,\cdots$$

即为 X 的概率函数,也即分布律.

(2) Y 的可能取值为 $1,2,3$,则

$$P(Y=1)=\frac{1}{3}$$

$$P(Y=2)=\frac{2}{3}\cdot\frac{1}{2}=\frac{1}{3}$$

$$P(Y=3)=\frac{2}{3}\cdot\frac{1}{2}\cdot1=\frac{1}{3}$$

则 Y 的分布律为

Y	1	2	3
P_i	$\frac{1}{3}$	$\frac{1}{3}$	$\frac{1}{3}$

(3) $P(X<Y)=P(X=1,Y=2)+P(X=1,Y=3)+P(X=2,Y=3)$

$$=P(X=1)\cdot P(Y=2)+P(X=1)\cdot P(Y=3)+P(X=2)\cdot P(Y=3)$$

$$=\frac{1}{3}\cdot\frac{1}{3}+\frac{1}{3}\cdot\frac{1}{3}+\frac{2}{9}\cdot\frac{1}{3}=\frac{8}{27}\approx0.296$$

9. 设随机变量 X 服从正态分布 $N(\mu,\sigma^2)$,通过查阅正态分布表求:

(1) $P(\mu-0.32\sigma<X<\mu+0.32\sigma)$;

(2) $P(\mu+0.32\sigma<X<\mu+0.69\sigma)$;

(3) $P(\mu+0.69\sigma<X<\mu+1.15\sigma)$;

(4) $P(\mu+1.15\sigma<X<\mu+2.58\sigma)$;

(5) $P(|X-\mu|>2.58\sigma)$.

解 (1) $\qquad P(\mu-0.32\sigma<X<\mu+0.32\sigma)$

$$=P(|X-\mu|<0.32\sigma)$$

$$=P\left(\left|\frac{X-\mu}{\sigma}\right|<0.32\right)$$

$$=\Phi(0.32)-\Phi(-0.32)=2\Phi(0.32)-1$$

$$=2\times0.625-1=0.2510$$

(2) $\qquad P(\mu+0.32\sigma<X<\mu+0.69\sigma)$

$$=P\left(0.32<\frac{X-\mu}{\sigma}<0.69\right)$$

$$=\Phi(0.69)-\Phi(0.32)=0.7549-0.6255$$

$$=0.1294$$

(3) $\qquad P(\mu+0.69\sigma<X<\mu+1.15\sigma)$

$$=P\left(0.69<\frac{X-\mu}{\sigma}<1.15\right)$$

$$= \Phi(1.15) - \Phi(0.69)$$
$$= 0.1200$$

(4)
$$P(\mu + 1.15\sigma < X < \mu + 2.58\sigma)$$
$$= P\left(1.15 < \frac{X - \mu}{\sigma} < 2.58\right)$$
$$= \Phi(2.58) - \Phi(1.15)$$
$$= 0.12016$$

(5)
$$P(|X - \mu| > 2.58\sigma)$$
$$= 1 - P(|X - \mu| < 2.58\sigma)$$
$$= 1 - P\left(\left|\frac{X - \mu}{\sigma}\right| < 2.58\right) = 0.00988$$

10. 若 $X \sim N(\mu, \sigma^2)$，求 X 以 68.3% 的概率所落入的（关于 μ 对称的）区间.

解 由题意有

$$P\left(\left|\frac{X - \mu}{\sigma}\right| < m\right) = 0.683$$

即存在变量

$$Y = \frac{X - \mu}{\sigma} \sim N(0, 1)$$

且

$$P(|Y| < m) = 0.683, \quad 2\Phi(m) - 1 = 0.683, \quad \Phi(m) = 0.8415$$

反查 Φ 值表得 $m = 1$，表明 $P(|X - \mu| < \sigma) = 0.683$，故 X 以 68.3% 的概率落入的区间是 $[\mu - \sigma, \mu + \sigma]$.

11. 某市 12 岁正常男孩身高 Xcm，服从正态分布 $N(143.10, 5.67^2)$，求该市 12 岁男孩身高的 95% 正常值范围和 99% 正常值范围，并说明这范围的实际意义.

解 这是已知概率求取值区间的问题，直接使用课本 26 页例 3 的结果. 可以得到

身高的 95% 正常值范围为

$$\mu \pm 1.96\sigma = 143.10 \pm 1.96 \times 5.67 = 131.987 \sim 154.213 \text{cm}$$

身高的 99% 正常值范围为

$$\mu \pm 2.58\sigma = 143.10 \pm 2.58 \times 5.67 = 128.471 \sim 157.729 \text{cm}$$

第一个结果的实际意义是：该地区 12 岁正常男孩应有 95% 的人的身高在 131.987~154.213cm 这个范围内. 若量得某个孩子的身高在此范围之外，则可怀疑该男孩的身高存在异常. 这个判断犯错误的概率小于 5%，把握性较大. 第二个结果意义类似.

该题还表明，制订医学指标的正常值范围为医药学的临床和科研提供客观标准，具有普遍意义.

12. 某地胃癌的发病率是 0.01%，现检查 5 万人，求其中没有发现胃癌患者的概率，发现胃癌患者不超过 5 人的概率.

解 检查 5 万人中是否患胃癌的人数 X 服从二项分布，$n = 50000$，$p = 0.0001$，具体运算可考虑用泊松近似和正态近似，先换算好参数.

$$\lambda \approx np = 50000 \times 0.0001 = 5 \text{（泊松）}$$
$$\mu \approx np = 5, \quad \sigma \approx \sqrt{npq} = \sqrt{4.999} \text{（正态）}$$

(1) 没有发现胃癌患者

$$P(X = 0) = B(0, 50000, 0.0001) \approx P(0; 5) = \frac{5^0}{0!} e^{-5} \approx 0.00674$$

(2) 发现胃癌患者不超过 5 人

$$P(0 \leqslant X \leqslant 5) = \sum_{k=0}^{5} B(k, 50000, 0.0001)$$
$$\approx \Phi\left(\frac{5 - 5}{\sqrt{4.999}}\right) - \Phi\left(\frac{0 - 5}{\sqrt{4.999}}\right) = \Phi(0) - \Phi(-2.24) = 0.4875$$

13. 设出院患者回某医院复查等待检查的时间 X（以 min 计）服从指数分布，其概率密度为

$$f(x) = \begin{cases} \dfrac{1}{5} e^{-\frac{x}{5}}, & x > 0, \\ 0, & x \leqslant 0 \end{cases}$$

现某患者去医院复查,若等待检查时间超过 10min,他就离开,医院要求他一个月要来检查 5 次. 以 Y 表示他未等到检查而离开医院的次数,求 Y 的分布律,并求 $P(Y \geqslant 1)$.

解 以 $(X > 10)$ 表示事件"该患者未等到检查而离开",则

$$P(X > 10) = 1 - P(X \leqslant 10) = 1 - \int_0^{10} \frac{1}{5} e^{-\frac{x}{5}} dx = e^{-2} (\approx 0.1353)$$

故

$$P(y = k) = C_5^k (e^{-2})^k (1 - e^{-2})^{5-k}, \quad k = 0, 1, 2, \cdots, 5$$

即为随机变量 Y 的概率函数,也即分布律,

$$P(Y \geqslant 1) = 1 - P(Y = 0) = 1 - C_5^0 (1 - e^{-2})^5 \approx 1 - C_5^0 (1 - 0.1353)^5 \approx 0.5167$$

14. 随机变量 X 的分布律如下表所示:

$$\begin{pmatrix} -2 & 0 & 2 \\ 0.5 & 0.3 & 0.2 \end{pmatrix}$$

试求 $E(X), D(X)$.

解
$$E(X) = -2 \times 0.5 + 0 \times 0.3 + 2 \times 0.2 = -0.6$$
$$D(X) = E(X)^2 - [E(X)]^2 = [(-2)^2 \times 0.5 + 0 \times 0.3 + 2^2 \times 0.2] - (-0.6)^2 = 2.44$$

15. 某地白血病发病率为 0.0001,求该地 100 万人中有 100 人患白血病的概率.

解 发病属于稀有事件,则服从 $\lambda = 1000000 \times 0.0001 = 100$ 的泊松分布.

用正态近似

$$\mu \approx \lambda = 100, \quad \sigma \approx \sqrt{\lambda} = 10$$

所求问题结论为

$$P(X = 100) \approx \frac{1}{\sigma} \varphi \left(\frac{X - \mu}{\sigma} \right) = \frac{1}{10} \varphi \left(\frac{100 - 100}{10} \right) = 0.03989$$

16. 甲乙两批药材,过筛后得知颗粒分布如表 2-2 所示. 平均说来,哪一批颗粒较细? 哪一批颗粒均匀性较好?

表 2-2

粒度		180 目	200 目	220 目	240 目	260 目
百分比	甲	0.05	0.15	0.60	0.15	0.05
	乙	0.20	0.20	0.30	0.20	0.10

解
$$E(X)_{甲} = 180 \times 0.05 + 200 \times 0.15 + 220 \times 0.60 + 240 \times 0.15 + 260 \times 0.05 = 220 \text{ 目}$$
$$E(X)_{乙} = 180 \times 0.2 + 200 \times 0.2 + 220 \times 0.3 + 240 \times 0.2 + 260 \times 0.1 = 216 \text{ 目}$$
$$D(X)_{甲} = E(X)^2 - [E(X)]^2$$
$$= 180^2 \times 0.05 + 200^2 \times 0.15 + 220^2 \times 0.6 + 240^2 \times 0.15 + 260^2 \times 0.05 - 220^2$$
$$= 280 \text{ 目}^2$$
$$D(X)_{乙} = E(X)^2 - [E(X)]^2 = 624 \text{ 目}^2$$

表明甲批药料的均匀性较好.

17. 设某幼儿群体身长的均数 $\mu_1 = 85$cm,标准差 $\sigma_1 = 4$cm;某运动员群体身长的均数 $\mu_2 = 185$cm,标准差 $\sigma_2 = 4$cm. 试比较两群体身长的波动情况.

解 对幼儿群体而言,

$$CV_1 = \frac{\sqrt{D(X)}}{E(X)} = \frac{4}{85} = 0.047$$

对运动员群体而言,

$$CV_2 = \frac{\sqrt{D(X)}}{E(X)} = \frac{4}{185} = 0.022$$

表明幼儿群体身长的波动要大于运动员群体身长的波动.

18. 写出下列分布的均数、方差、标准差和变异系数:

(1) $X \sim B(k; 20, 0.3)$;

(2) $X \sim P(k; 2.25)$;

(3) $X \sim N(5.4, 2.5^2)$.

解 (1)
$$E(X) = np = 20 \times 0.3 = 6, \quad D(X) = npq = 4.2$$
$$\sqrt{D(X)} = \sqrt{npq} = 2.049, \quad CV = \frac{\sqrt{D(X)}}{E(X)} = 0.342$$

(2)
$$E(X) = \lambda = 2.25, \quad D(X) = \lambda = 2.25$$
$$\sqrt{D(X)} = \sqrt{\lambda} = 1.5, \quad CV = \frac{\sqrt{D(X)}}{E(X)} = 0.667$$

(3)
$$E(X) = \mu = 5.4, \quad D(X) = \sigma^2 = 2.5^2 = 6.25$$
$$\sqrt{D(X)} = \sigma = 2.5, \quad CV = \frac{\sqrt{D(X)}}{E(X)} = 0.463$$

19. 5家中药材店联营,它们每两周售出某中药材的数量(以 kg 计)分别为 $X_1, X_2, \cdots, X_5$,已知 $X_1 \sim N(200, 225), X_2 \sim N(240, 240), X_3 \sim N(180, 225), X_4 \sim N(260, 265), X_5 \sim N(320, 270), X_1, X_2, X_3, X_4, X_5$ 相互独立.

(1) 求 5 家中药材店两周的总销售量的均值和方差;

(2) 药材店每隔两周进货一次,为了使新的供货到达前,药材店不会脱销的概率大于 0.99,问药材店的仓库应至少储存多少 kg 该产品?

解 (1) 总销售量 $Y = \sum\limits_{i=1}^{5} X_i$, 而 $X_i (i = 1, \cdots, 5)$ 相互独立,故

$$E(Y) = E\left(\sum_{i=1}^{5} X_i\right) = \sum_{i=1}^{5} E(X_i) = 200 + 240 + 180 + 260 + 320 = 1200$$

$$D(Y) = D\left(\sum_{i=1}^{5} X_i\right) = \sum_{i=1}^{5} D(X_i) = 225 + 240 + 225 + 265 + 270 = 1225$$

(2) 总销售量 $Y \sim N(1200, 1225)$. 设至少储存 x kg 产品,则 $P(Y < x) > 0.99$, 即有 $\Phi\left(\dfrac{x - 1200}{35}\right) >$ 0.99, 查标准正态分布函数 $\Phi(x)$ 表有 $\dfrac{x - 1200}{35} \geqslant 2.33$, 故 $x \geqslant 1281.55$, 即至少储存 1281.55kg 药材.

20. 某打片机打出的药片,平均每片重 0.5g,方差是 $0.0009g^2$,随机抽取 1 片,求

(1) 重量介于 0.44g 到 0.56g 之间的概率;

(2) 重量介于 0.47g 到 0.56g 之间的概率.

解 依题意有 $X \sim N(0.5, 0.03^2)$,因此

(1) $P(0.44 < X < 0.56) = P\left(\dfrac{0.44 - 0.5}{0.03} < Y < \dfrac{0.56 - 0.5}{0.03}\right) = P(-2 < Y < 2)$
$$= \Phi(2) - \Phi(-2) = 0.9545$$

(2) $P(0.47 < X < 0.56) = P\left(\dfrac{0.47 - 0.5}{0.03} < Y < \dfrac{0.56 - 0.5}{0.03}\right) = P(-1 < Y < 2)$
$$= \Phi(2) - \Phi(-1) = 0.8186$$

21. 某已知某种药片的片重 $X \sim N(135, \sigma^2)$,

(1) 若已知 $\sigma = 5$,试求药片重 X 在 130~150 的概率;

(2) σ 为何值时, $P(130 \leqslant X \leqslant 140) = 0.8$.

解 (1) 依题意有 $X \sim N(135, 5^2)$,因此 $Y = \dfrac{X - 135}{5} \sim N(0, 1)$,

$$P(130 < X < 150) = P\left(\dfrac{130 - 135}{5} < Y < \dfrac{150 - 135}{5}\right) = P(-1 < Y < 3)$$
$$= \Phi(3) - \Phi(-1) = \Phi(3) + \Phi(1) - 1$$

查表可得 $\Phi(1) = 0.8413, \Phi(3) = 0.9987$, 所以
$$P(130 < X < 150) = 0.9987 + 0.8413 - 1 = 0.84$$

(2) 当 σ 未知时, $Z = \dfrac{X - 135}{\sigma} \sim N(0, 1)$,

$$P(130 < X < 140) = P\left(\dfrac{130 - 135}{\sigma} < Z < \dfrac{140 - 135}{\sigma}\right)$$

$$= P\left(-\frac{5}{\sigma} < Z < \frac{5}{\sigma}\right) = 2\Phi\left(\frac{5}{\sigma}\right) - 1 = 0.8$$

所以 $\Phi\left(\dfrac{5}{\sigma}\right) = 0.9$，查表知 $\dfrac{5}{\sigma} \approx 1.28$，即 $\sigma = 3.9$.

22. 某项动物试验难度颇高，稍有疏忽便需换个动物重新做起. 长期以来，由学生来做，用 1 个动物即告成功的概率为 0.25，用 2 个动物获得成功的概率为 0.40，需 3 个动物方能成功的概率为 0.20，需 4 个、5 个才达成功的概率分别为 0.1 和 0.05. 问做成该项试验，平均每个学生需要多少头动物？今有 80 名学生进行该项试验，约需准备多少动物？

解　设每个学生需要数为随机变量 X，则有
$$E(X) = 1 \times 0.25 + 2 \times 0.4 + 3 \times 0.2 + 4 \times 0.1 + 5 \times 0.05 = 2.3 \text{(头)}$$
表明一名学生平均需要动物数为 2.3 头，80 名学生进行试验，约需准备
$$80 \times E(X) = 80 \times 2.3 = 184 \text{(头)}$$

四、补充习题及解答

1. 直线上有一质点，每经过一个单位时间，它分别以概率 p 及 $1-p$ 向右或向左移动一格，若该质点在时刻 0 从原点出发，而且每次移动是相互独立的，试用随机变量来描述这质点的运动（以 S_n 表示时刻 n 时质点的位置）.

解　令 ξ_n 表示在 n 次移动中向右移动的次数，则 ξ_n 服从二项分布且
$$P(\xi_n = k) = C_n^k p^k (1-p)^{n-k}, \quad k = 0, 1, 2, \cdots, n$$
以 S_n 表示当时刻 n 时质点的位置，则
$$S_n = \xi_n - (n - \xi_n) = 2\xi_n - n$$
注意到 ξ_n 的分布列为
$$\begin{pmatrix} 0 & 1 & 2 & \cdots & n \\ (1-p)^n & C_n^1 p^1 (1-p)^{n-1} & C_n^2 p^2 (1-p)^{n-2} & \cdots & p^n \end{pmatrix}$$
则 S_n 的分布列为
$$\begin{pmatrix} -n & -n+2 & -n+4 & \cdots & n \\ (1-p)^n & C_n^1 p^1 (1-p)^{n-1} & C_n^2 p^2 (1-p)^{n-2} & \cdots & p^n \end{pmatrix}$$

2. 设 X 是取正整数的随机变量，并且条件概率 $P(X = k+1 \mid X > k)$ 与 k 无关，试证明 X 服从几何分布.

证明　设
$$p = P(X = k+1 \mid X > k), \quad p_k = P(X = k), \quad q_k = P(X > k)$$
则
$$p = \frac{p_{k+1}}{q_k}, \quad p_{k+1} = q_k - q_{k+1}$$
于是
$$p = 1 - \frac{q_{k+1}}{q_k}$$
即 $q_{k+1} = (1-p)q_k$，注意到 $q_0 = 1$，得 $q_k = (1-p)^k$，从而 $p_{k+1} = (1-p)^k p$ $(k = 0, 1, 2, \cdots)$，即 X 服从几何分布.

3. 设随机变量 X 的密度函数为 $f(x) = A/(e^{-x} + e^x)$，

(1) 求 A 的值；

(2) 求 $P\left(0 < X < \dfrac{1}{2}\ln 3\right)$；

(3) 求分布函数 $F(x)$.

解　(1) $\displaystyle\int_{-\infty}^{+\infty} \frac{A}{e^{-x} + e^x} dx = A \int_{-\infty}^{+\infty} \frac{e^x}{1 + e^{2x}} dx = A \cdot \arctan e^x \Big|_{-\infty}^{+\infty} = \frac{\pi}{2} A$

由于 $\displaystyle\int_{-\infty}^{+\infty} f(x)dx = 1$，即 $\dfrac{\pi}{2}A = 1$，所以 $A = \dfrac{2}{\pi}$.

(2) $P\left(0 < X < \dfrac{1}{2}\ln 3\right) = \dfrac{2}{\pi} \displaystyle\int_0^{\frac{1}{2}\ln 3} \frac{dx}{e^{-x} + e^x} = \dfrac{2}{\pi} \arctan e^x \Big|_0^{\frac{1}{2}\ln 3} = \dfrac{1}{6}$

(3) $F(x) = \int_{-\infty}^{x} f(t)\mathrm{d}t = \frac{2}{\pi}\int_{-\infty}^{x} \frac{\mathrm{d}t}{\mathrm{e}^{-t}+\mathrm{e}^{t}} = \frac{2}{\pi}\arctan\mathrm{e}^{x}$

4. 说明函数 $f(x) = \frac{1}{2}\mathrm{e}^{-|x|}$ $(-\infty < x < \infty)$ 是一个概率密度函数.

解 $f(x) \geqslant 0$ 且

$$\int_{-\infty}^{+\infty} f(x)\mathrm{d}x = \int_{-\infty}^{+\infty} \frac{1}{2}\mathrm{e}^{-|x|}\mathrm{d}x = \int_{0}^{+\infty} \mathrm{e}^{-x}\mathrm{d}x = -\mathrm{e}^{-x}\big|_{0}^{+\infty} = 1$$

所以 $f(x)$ 是一个密度函数.

5. 设某机器生产的药片重量 X 服从正态分布 $N(10.05, 0.06^2)$,规定 X 在范围 10.05 ± 0.12 (mg)内为合格品,求药片不合格的概率.

解 因为合格的概率为

$$P(10.05 - 0.12 \leqslant X \leqslant 10.05 + 0.12)$$

$$= P\left(-2 \leqslant \frac{X-10.05}{0.06} \leqslant 2\right)$$

$$= \Phi(2) - \Phi(-2) = 2\Phi(2) - 1 = 0.9545$$

所以不合格的概率为 $1 - 0.9545 = 0.0455$.

6. 若随机变量 ξ 的分布为 $N(60, 9)$,求分点 x_1, x_2, x_3, x_4,使 ξ 落在 $(-\infty, x_1), (x_1, x_2), (x_2, x_3), (x_3, x_4), (x_4, +\infty)$ 中的概率之比为 $7 : 24 : 38 : 24 : 7$.

解 $7 + 24 + 38 + 24 + 7 = 100$,则

$$P(\xi < x_4) = \frac{100-7}{100} = 0.93$$

$$P(\xi < x_3) = \frac{7+24+38}{100} = 0.69$$

查表可得 $\Phi(1.5) \approx 0.93, \Phi(0.5) \approx 0.69$.

由题设得

$$\Phi(x) = P\left[\frac{1}{3}(\xi-60) < \frac{1}{3}(y-60) = x\right] = P(\xi < y)$$

令 $x = \frac{1}{3}(y-60) = 1.5$,解得 $y = 64.5$,即 $x_4 = 64.5$,由对称性得 $x_1 = 60 - (64.5-60) = 55.5$. 再令 $\frac{1}{3}(y-60) = 0.5$,解得 $y = 61.5$,即 $x_3 = 61.5$,由对称性得

$$x_2 = 60 - (61.5 - 60) = 58.5$$

7. 设连续型随机变量 X 的分布函数为 $F(x) = \begin{cases} A + B \cdot \mathrm{e}^{-\frac{x}{2}}, & x > 0, \\ 0, & x \leqslant 0 \end{cases}$

求 A 和 B.

解 由 $\lim\limits_{x \to +\infty} F(x) = 1$ 知 $A = 1$,再由 $F(x)$ 在 $x = 0$ 处在右连续性知

$$0 = \lim_{x \to 0} F(x) = \lim_{x \to 0}(A + B\mathrm{e}^{-\frac{x}{2}}) = A + B$$

所以 $B = -A = -1$.

8. 设随机变量 X 服从参数为 2 的指数分布,证明 $Y = 1 - \mathrm{e}^{-2X}$ 在区间 $(0, 1)$ 上服从均匀分布.

证明 X 的分布函数为

$$F_1(x) = \begin{cases} 1 - \mathrm{e}^{-2x}, & x \geqslant 0, \\ 0, & x < 0 \end{cases}$$

当 $x \geqslant 0$ 时,$y = 1 - \mathrm{e}^{-2x}$ 是单调增加函数,其反函数为

$$x = -\frac{\ln(1-y)}{2}$$

设 $F_2(y)$ 是 Y 的分布函数,则

$$F_2(y) = P(Y \leqslant y) = P(1 - \mathrm{e}^{-2x} \leqslant y) = \begin{cases} 0, & y < 0, \\ P\left(X \leqslant -\frac{1}{2}\ln(1-y)\right), & 0 \leqslant y < 1, \\ 1, & y \geqslant 1 \end{cases}$$

$$= \begin{cases} 0, & y < 0, \\ y, & 0 \leqslant y < 1, \\ 1, & y \geqslant 1. \end{cases}$$

则

$$f_2(y) = \begin{cases} 1, & y \in [0,1], \\ 0, & \text{其他} \end{cases}$$

表明 Y 在 $[0,1]$ 上服从均匀分布.

9. 从甲地到乙地途中有三个交通岗,设各个交通岗遇到红灯是相互独立的,并且概率均为 2/5. 令 X 为途中遇到红灯的次数,求 X 的分布函数.

解　由二项分布,可设

$$p_k = P(X=k) = C_3^k \left(\frac{2}{5}\right)^k \left(\frac{3}{5}\right)^{3-k}, \quad k = 0,1,2,3$$

则 X 的分布函数为

$$F(x) = \begin{cases} 0, & x < 0, \\ p_0, & 0 \leqslant x < 1, \\ p_0 + p_1, & 1 \leqslant x < 2, \\ p_0 + p_1 + p_2, & 2 \leqslant x < 3, \\ 1, & x \geqslant 3 \end{cases}$$

10. 设随机变量 X 在 $[0,10]$ 上服从均匀分布,求方程 $x^2 + Xx + 1 = 0$ 有实根的概率.

解　X 的密度函数为

$$f(x) = \begin{cases} \dfrac{1}{10}, & 0 \leqslant x \leqslant 10, \\ 0, & \text{其他} \end{cases}$$

要是方程有实根,须有 $X^2 - 4 \geqslant 0$,于是有 $X \leqslant -2$ 或 $X \geqslant 2$,从而方程有实根的概率为

$$P(X \leqslant -2) + P(X \geqslant 2) = \int_{-\infty}^{-2} f(x) \mathrm{d}x + \int_{2}^{+\infty} f(x) \mathrm{d}x = \int_{2}^{10} \frac{1}{10} \mathrm{d}x = 0.8$$

11. 设长途电话一次通话的持续时间 X(以 min 计)的分布函数为

$$F(x) = \begin{cases} 1 - \dfrac{1}{2} \cdot \mathrm{e}^{-\frac{x}{3}} - \dfrac{1}{2} \cdot \mathrm{e}^{-\left(\frac{x}{3}\right)}, & x > 0, \\ 0, & x \leqslant 0 \end{cases}$$

其中,$\left(\dfrac{x}{3}\right)$ 表示小于 $\dfrac{x}{3}$ 的最大整数. 求(1) $P(X=4)$;(2) $P(X=3)$;(3) $P(0 \leqslant X \leqslant 3)$.

解　由于随机变量 X 不是离散型,也不是连续型,则只能按一般的随机变量处理.

(1) $P(X=4) = F(4+0) - F(4) = 0$

(2) $P(X=3) = F(3+0) - F(3) = \left(1 - \dfrac{1}{2\mathrm{e}} - \dfrac{1}{2\mathrm{e}}\right) - \left(1 - \dfrac{1}{2\mathrm{e}} - \dfrac{1}{2}\right) = \dfrac{1}{2}\left(1 - \dfrac{1}{\mathrm{e}}\right) = 0.316$

(3) $P(0 \leqslant X \leqslant 3) = F(3+0) - F(0) = \left(1 - \dfrac{1}{2\mathrm{e}} - \dfrac{1}{2\mathrm{e}}\right) = \left(1 - \dfrac{1}{\mathrm{e}}\right) = 0.632$

注　由于 $F(x)$ 在 $x=4$ 处连续,故 $P(x=4)=0$,而 $F(x)$ 在 $x=3$ 处不连续,有一个跳跃,故 $P(x=3) \neq 0$. 另外,还须注意的是

$$P(0 \leqslant X \leqslant 3) \neq F(3) - F(0)$$

12. 设 X 的分布列为

$$\begin{pmatrix} -1 & 0 & 1 & 2 & 2.5 \\ \dfrac{1}{5} & \dfrac{1}{10} & \dfrac{1}{10} & \dfrac{3}{10} & \dfrac{3}{10} \end{pmatrix}$$

求(1) $2X$ 的分布列;(2) X^2 的分布列.

解　(1) 由于随机变量 $2X$ 的值不全相等,故 $2X$ 的分布列为

$$\begin{pmatrix} -2 & 0 & 2 & 4 & 5 \\ \dfrac{1}{5} & \dfrac{1}{10} & \dfrac{1}{10} & \dfrac{3}{10} & \dfrac{3}{10} \end{pmatrix}$$

(2) 由于 X^2 的取值中，$X^2 = 1$ 出现了两次，即

$$P(X^2 = 1) = P(X = 1) + P(X = -1) = \frac{3}{10}$$

故 X^2 的分布列为

$$\begin{pmatrix} 0 & 1 & 4 & 6.25 \\ 0.1 & 0.3 & 0.3 & 0.3 \end{pmatrix}$$

13. 若随机变量 $\xi_1, \xi_2, \cdots, \xi_n$ 相互独立且皆服从指数分布，参数分布为 $\lambda_1, \lambda_2, \cdots, \lambda_n$，试求 $\eta = \min(\xi_1, \xi_2, \cdots, \xi_n)$ 的分布.

解 设 η 的分布函数为 $F_\eta(y)$，ξ_i 的分布函数为 $F_{\xi_i}(y)$，则当 $y > 0$ 时，由独立性可得

$$1 - F_\eta(y) = P(\eta \geqslant y) = P(\xi_1 \geqslant y, \xi_2 \geqslant y, \cdots, \xi_n \geqslant y) = \prod_{i=1}^{n} P(\xi_i \geqslant y)$$

$$= \prod_{i=1}^{n} [1 - F_{\xi_i}(y)] = \prod_{i=1}^{n} (e^{-\lambda_i y}) = \exp\left(-y \sum_{i=1}^{n} \lambda_i\right)$$

所以

$$F_\eta(y) = 1 - \exp\left(-y \sum_{i=1}^{n} \lambda_i\right)$$

当 $y \leqslant 0$ 时，$F_\eta(y) = 0$.

14. 公共汽车站每隔 5min 有一辆公共汽车通过，乘客到汽车站的任一时刻是等可能的. 求乘客候车不超过 3min 的概率（假设公共汽车一来，乘客必能上车）.

解 用几何模型. 设想公共汽车在区间 $[0, 5)$ 中到达，这就是基本事件的区域，有利事件区域就是区间 $[2, 5)$，此时乘客候车不超过 3min. 两者区间长度之比 $3/5 = 0.6$ 就是所求的概率.

15. 设 X 的概率分布为 $P(X = k) = \left(\frac{1}{2}\right)^k (k = 1, 2, \cdots)$，求 (1) $Y = \sin\left(\frac{\pi}{2} X\right)$ 的概率分布；(2) $E(Y)$.

解 (1) 因为

$$\sin \frac{k\pi}{2} = \begin{cases} -1, & k = 4n - 1, \\ 0, & k = 2n, \quad n = 1, 2, \cdots, \\ 1, & k = 4n - 3 \end{cases}$$

所以 $Y = \sin\left(\frac{\pi}{2} X\right)$ 只取三个可能值 $-1, 0, 1$ 且取这些值得概率为

$$P(Y = -1) = P(X = 3) + P(X = 7) + P(X = 11) + \cdots$$

$$= \frac{1}{2^3} + \frac{1}{2^7} + \frac{1}{2^{11}} + \cdots = \frac{1}{8} \cdot \frac{1}{1 - \frac{1}{16}} = \frac{2}{15}$$

$$P(Y = 0) = P(X = 2) + P(X = 4) + P(X = 6) + \cdots$$

$$= \frac{1}{2^2} + \frac{1}{2^4} + \frac{1}{2^6} + \cdots = \frac{1}{4} \cdot \frac{1}{1 - \frac{1}{4}} = \frac{1}{3}$$

$$P(Y = 1) = P(X = 1) + P(X = 5) + P(X = 9) + \cdots$$

$$= \frac{1}{2^1} + \frac{1}{2^5} + \frac{1}{2^9} + \cdots = \frac{1}{2} \cdot \frac{1}{1 - \frac{1}{16}} = \frac{8}{15}$$

于是 Y 的分布列为 $\begin{bmatrix} -1 & 0 & 1 \\ \frac{2}{15} & \frac{5}{15} & \frac{8}{15} \end{bmatrix}$

(2) $E(Y) = (-1) \times \frac{2}{15} + 0 \times \frac{5}{15} + 1 \times \frac{8}{15} = \frac{6}{15}$

16. 某城市流行丝虫病，患者约占 10%，为开展防治工作，要对全城居民验血，现有两种方案：①逐个化验；②将 4 个人并为一组，混合化验. 如果合格，则 4 个人只要化验一次. 若发现问题再对这组 4 个人逐个化验一次，共化验 5 次. 问两种化验方案哪种为好？

解 设该城居民有 n 人，其中，患者 $n/10$ 人，对方案①，显然要化验 n 次. 下面只考虑方案②的化验次数. 对方案②，设分成 $n/4$ 组，每组选取一个随机变量 $\xi_i (i = 1, 2, \cdots, n/4)$ 来表示化验次数. 因此，总的化验次数为

$$\xi = \xi_i + \cdots + \xi_{n/4}$$

若某组 4 人中均无患者,只需化验一次,则

$$P(\xi_i = 1) = 0.9^4 = 0.6561$$

若某组化验不合格,4 个人中至少有一个患者,需再逐个化验,

$$P(\xi_i = 5) = 1 - 0.9^4 = 0.3439$$

于是 ξ_i 的概率分布为 $\begin{pmatrix} 1 & 5 \\ 0.6561 & 0.3439 \end{pmatrix}$,从而每组化验次数的数学期望为

$$E(\xi_i) = 1 \times 0.6561 + 5 \times 0.3439 = 2.3756$$

故共计化验次数的数学期望为

$$E(\xi) = E(\xi_1 + \cdots + \xi_{n/4}) = 2.3756 \times \frac{n}{4} = 0.5939n < n$$

表明方案②优于方案①.平均来看,方案②的化验次数仅约为方案①的 60%.

17. 袋中含有 a 只白球,b 只黑球,从中摸出 c($c \leqslant a+b$)个,求摸出白球数 μ 的数学期望.

解　μ 表示摸出 C 个球中白球个数,摸 C 个球可视为不放回地摸 C 次,记

$$\xi_i = \begin{cases} 1, & \text{第 } i \text{ 次摸到白球}, \\ 0, & \text{第 } i \text{ 次摸到黑球} \end{cases}$$

则 $\mu = \xi_1 + \xi_2 + \cdots + \xi_c$. 显然

$$P(\xi_i = 1) = \frac{a}{a+b}, \quad i = 1, 2, \cdots, c$$

所以

$$E(\xi_i) = \frac{a}{a+b}$$

$$E(\mu) = \sum_{i=1}^{c} E(\xi_i) = C \cdot \frac{a}{a+b} = \frac{ac}{a+b}$$

18. 某城市共有 N 辆汽车,车牌号从 1 至 N,若随机记下 n 辆车的车牌号,其最大号码为 ζ,求 $E(\zeta)$.

解　此题属于有放回抽样的情况,利用允许重复的排列计算,若 n 辆车的车牌号中最大号码为 k,所以

$$P(\xi = k) = \frac{k^n - (k-1)^n}{N^n}, \quad k = 1, 2, \cdots, N$$

$$E(\xi) = \sum_{k=1}^{N} \frac{k \cdot [k^n - (k-1)^n]}{N^n} = N - \sum_{k=1}^{N-1} \frac{k^n}{N^n}$$

19. 对某目标连续射击,直到命中 n 次为止. 每次射击的命中率为 p,求子弹消耗量的数学期望.

解　以 X_i 表示第 $i-1$ 次命中到第 i 次命中之间消耗的子弹数,X 表示直到命中 n 次为止消耗的子弹数,那么,$X = \sum_{i=1}^{n} X_i$,X_i 服从几何分布,即

$$P(X_i = k) = q^{k-1} p, \quad p = 1 - q, \quad k = 1, 2, \cdots, n$$

则 $E(X_i) = 1/p$,故

$$E(X) = \sum_{i=1}^{n} E(X_i) = \frac{n}{p}$$

20. 某城市有 n 个居民,试求恰为 k 个居民的生日的那些日数的数学期望.

解　以 X 表示恰为 k 个居民生日的日数

$$X_i = \begin{cases} 1, & \text{第 } i \text{ 日恰 } k \text{ 个居民的生日}, \\ 0, & \text{其他} \end{cases}$$

那么 $X = \sum_{i=1}^{365} X_i$,故

$$E(X_i) = P(X_i = 1) = \frac{C_n^k 364^{n-k}}{365^n}$$

所以

$$E(X) = \sum_{i=1}^{365} E(X_i) = \frac{C_n^k 364^{n-k}}{365^{n-1}}$$

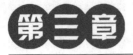

随机抽样和抽样分布

一、内 容 提 要

掌握样本和统计量等基本概念及 χ^2 分布,t 分布,F 分布的典型模式,掌握常用统计量的结构形式,以便在以后参数的区间统计、假设检验中运用.

要会查 χ^2 分布,t 分布,F 分布的临界值表,会用样本资料通过作出适当的统计图来直观考察总体的分布情况.

二、基 本 概 念

(一) 总体与样本

总体是标志所研究对象某种特征的数量指标 X,它是随机变量,其分布是总体分布或理论分布.

$X_1,X_2,\cdots,X_n$ 是相互独立且与总体 X 同分布的随机变量,称为来自总体 X 的,容量为 n 的简单随机样本,简称样本.它们所取到的具体数值为 $x_1,x_2,\cdots,x_n$ 称为样本值.样本也是随机变量,则也有分布,称之为样本分布或经验分布.当样本容量无限增大时,经验分布的极限分布为总体分布.

(二) 统计量与样本的数字特征

设 $X_1,X_2,\cdots,X_n$ 为总体 X 的一个样本,$g(X_1,X_2,\cdots,X_n)$ 为一个样本函数,若 g 中不含有任何未知参数,则称 g 为一个统计量,它也是随机变量.

统计中常用的统计量,大多是样本的一些数字特征.例如,

样本均值:$\overline{X} = \dfrac{1}{n}\sum\limits_{i=1}^{n} X_i$ (X_i 为样本).

样本方差:$S^2 = \dfrac{1}{n-1}\sum\limits_{i=1}^{n}(X_i - \overline{X})^2$.

样本标准差:$S = \left[\dfrac{1}{n-1}\sum\limits_{i=1}^{n}(X_i - \overline{X})^2\right]^{1/2}$.

样本偏度系数(又称偏度):$SK = \dfrac{n\sum\limits_{i=1}^{n}(x_i - \overline{x})^3}{(n-1)(n-2)s^3}$.

峰度系数(又称对称峰度):

$$Ku = \dfrac{n(n+1)\sum\limits_{i=1}^{n}(x_i - \overline{x})^4 - 3(n-1)\left[\sum\limits_{i=1}^{n}(x_i - \overline{x})^2\right]^2}{(n-1)(n-2)(n-3)s^4}$$

(三) 抽样分布

统计量的分布称为抽样分布.研究抽样分布的目的是通过统计量去推断所研究的总体性质.常用的统计量的分布,除样本均值、方差外,还有 χ^2,t,F 等统计量的分布,具体如下:

1. χ^2 分布:设 $X_1,X_2,\cdots,X_n$ 是来自总体 $N(0,1)$ 的样本,则称统计量

$$\chi^2 = X_1^2 + \cdots + X_n^2$$

服从自由度为 n 的 χ^2 分布,记为 $\chi^2 \sim \chi^2(n)$.其分布的密度函数为

$$f(x) = \begin{cases} \dfrac{1}{2^{\frac{n}{2}} \Gamma\left(\dfrac{n}{2}\right)} \chi^{\frac{n}{2}-1} e^{-\frac{x}{2}}, & x > 0, \\ 0, & x \leqslant 0 \end{cases}$$

χ^2 分布在自由度 n 增大时,逐渐接近正态分布.

另外,若 $X_1, X_2, \cdots, X_n$ 为正态总体 $N(\mu, \sigma^2)$ 的一个样本,则

$$\frac{(n-1)s^2}{\sigma^2} \sim \chi^2(n-1)$$

2. t 分布:设 $X \sim N(0,1), Y \sim \chi^2(n)$ 且 X, Y 独立,则称随机变量

$$t = \frac{X}{\sqrt{\dfrac{Y}{n}}}$$

服从自由度为 n 的 t 分布,记 $t \sim t(n)$. 其分布的密度函数为

$$f(t) = \frac{\Gamma\left(\dfrac{n+1}{2}\right)}{\sqrt{n\pi} \Gamma\left(\dfrac{n}{2}\right)} \left(1 + \frac{t^2}{n}\right)^{-\frac{n+1}{2}}, \quad |t| < +\infty$$

t 分布在自由度 n 增大时,逐渐接近标准正态分布.

另外,若 $X_1, X_2, \cdots, X_n$ 为来自总体 $N(\mu, \sigma^2)$ 的一个样本,则有

$$\frac{\overline{X} - \mu}{S/\sqrt{n}} \sim t(n-1)$$

3. F 分布:设 $U \sim \chi^2(n_1), V \sim \chi^2(n_2)$ 且 U, V 独立,则称随机变量

$$F = \frac{U/n_1}{V/n_2}$$

服从自由度为 (n_1, n_2) 的 F 分布,记 $F \sim F(n_1, n_2)$. 其分布函数为

$$f(x) = \begin{cases} \dfrac{\Gamma\left(\dfrac{n_1+n_2}{2}\right)}{\Gamma\left(\dfrac{n_1}{2}\right) \cdot \Gamma\left(\dfrac{n_2}{2}\right)} \left(\dfrac{n_1}{n_2}\right)^{\frac{n_1}{2}} x^{\frac{n_1}{2}-1} \left(1 + \dfrac{n_1}{n_2}x\right)^{-\frac{n_1+n_2}{2}}, & x \geqslant 0 \\ 0, & x < 0 \end{cases}$$

特别地设 $X_1, X_2, \cdots, X_{n_1}$ 为来自总体 $N(\mu_1, \sigma_1^2)$ 的样本 $Y_1, Y_2, \cdots, Y_{n_2}$ 为来自总体 $N(\mu_2, \sigma_2^2)$ 的样本且两样本相互独立,则

$$\frac{S_1^2/\sigma_1^2}{S_2^2/\sigma_2^2} \sim F(n_1-1, n_2-1)$$

4. 样本均值的分布:设 $X_1, X_2, \cdots, X_n$ 为来自正态总体 $N(\mu, \sigma^2)$ 的样本,$\overline{X} = \dfrac{1}{n}\sum_{i=1}^{n} X_i$ 是 n 个相互独立同分布的随机变量的线性组合,则

$$\overline{X} \sim N\left(\mu, \frac{\sigma^2}{n}\right)$$

表明来自正态总体的样本均值 $\overline{X}$ 仍服从正态分布.

在样本来自非正态总体情况下,抽样若为小样本时,$\overline{X}$ 服从什么样分布的问题没有明确的答案. 若抽样为大样本,根据中心极限定理知

$$\frac{\overline{X} - \mu}{\sigma/\sqrt{n}} \sim N(0,1)$$

即对于大样本,无论总体分布如何,上式总是成立.

(四) 频率分布的拟合验证

通过对样本的实际观测,能够获知一个变量频率分布的情况. 如果观测次数足够多,样本频率接近总体频率,这时该变量的频率分布(统计分布)就接近概率分布(理论分布).

三、习题三解答

1. 思考下列问题:

(1) 自总体中随机抽取的容量为 n 的样本,可以看成是 n 个随机变量,如何理解?

(2) t 分布与正态分布的区别与联系是什么?

(3) 对一组观察值求平均数就是样本均数,这样说对吗? 为什么?

答 (1) 泛指一次抽出的可能结果,就表示 n 个随机变量.

(2) $t = \dfrac{U}{\sqrt{V/n}}$ 服从自由度为 n 的 t 分布,记为 $t \sim t(n)$. 当 $n \to \infty$ 时,它的极限分布是标准正态分布.

(3) 对一组观察值求平均数就是样本均数,这种说法是不对的. 因为样本均数是随机变量,是可以随机取值的,而对一组观察值求平均数是样本均数的估计值.

2. 计算下列各样本的均数、方差、标准差及变异系数:

(1) $5, 19, -3, 7, 1, 1$;

(2) $5, -3, 2, 0, 8, 6$;

(3) $10, 15, 14, 15, 16$;

(4) $0, 5, 10, -3$.

解 (1) $\overline{X} = \dfrac{1}{6}[5+19+(-3)+7+1+1] = 5$

$$S^2 = \frac{1}{6-1}[(5-5)^2 + (19-5)^2 + (-3-5)^2 + (7-5)^2 + (1-5)^2 + (1-5)^2]$$
$$= 59.2$$
$$S = \sqrt{S^2} = \sqrt{59.2} = 7.69, \quad CV = \frac{S}{\overline{x}} = 1.54$$

(2) $\overline{X} = \dfrac{1}{6}[5+(-3)+2+0+8+6] = 3$

$$S^2 = \frac{1}{6-1}[(5-3)^2 + (-3-3)^2 + (2-3)^2 + (0-3)^2 + (8-3)^2 + (6-3)^2] = 16.8$$
$$S = 4.1, \quad CV = \frac{S}{\overline{x}} = 1.37$$

(3) $\overline{X} = \dfrac{1}{5}(10+15+14+15+16) = 14$, $S^2 = 5.5$, $S = 2.35$, $CV = \dfrac{S}{\overline{x}} = 0.17$

(4) $\overline{X} = \dfrac{1}{4}[0+5+10+(-3)] = 3$, $S^2 = 32.67$, $S = 5.72$, $CV = 1.91$

3. 从同一批号的阿司匹林片中随机抽出 5 片,测定其溶解 50% 所需的时间分别为

$$5.3, \quad 6.6, \quad 5.2, \quad 3.7, \quad 4.9$$

试计算其样本方差,样本均值和变异系数.

解 $\overline{x} = 5.14$, $S^2 = 1.073$, $S = 1.036$, $CV = 0.2016$

4. 洋地黄的生物检定法是将洋地黄制成酊剂,用等渗溶液稀释,然后以一定的速度缓慢注入至动物体内,直至动物死亡为止,以求得动物的最小致死量,现用豚鼠及家鸽 10 只,求得每千克致死量如表 3-1 所示:

表 3-1

豚鼠组/(mg/kg)	118	134	104	165	116	110	148	116	155	124
家鸽组/(mg/kg)	97.3	91.3	102	129	92.8	96.3	99.0	89.2	90.1	98.4

问家鸽与豚鼠两种动物哪一种更适宜作洋地黄检定?

解 依题意可知,豚鼠组每千克致死量的均数为 $\overline{x}_1 = 129$,标准差为 $s_1 = 20.62$. 同理可得家鸽组每千克致死量的均数为 $\overline{x}_2 = 98.54$,标准差为 $s_2 = 11.50$. 豚鼠组的变异系数为 $20.62/129 \approx 0.16$,家鸽组的变异系数为 $11.50/98.54 \approx 0.12$. 由于 $0.16 > 0.12$,说明家鸽组每千克致死量比豚鼠组每千克致死量稳定,因此家鸽更适宜作洋地黄检定.

5. 在总体 $N(12,4)$ 中随机抽一容量为 5 的样本 $X_1,X_2,\cdots,X_5$.

(1) 求样本均值与总体均值之差的绝对值大于 1 的概率;

(2) 求概率 $P\{\max(X_1,\cdots,X_5)>15\}$;

(3) 求概率 $P\{\min(X_1,\cdots,X_5)<10\}$.

解　(1) 总体 $X\sim N(12,4)$,故 $\overline{X}\sim N(12,4/5)$所以

$$P\{|\overline{X}-12|>1\}=1-P\{11<\overline{X}<13\}$$

$$=1-P\left\{\frac{11-12}{2/\sqrt{5}}<\frac{\overline{X}-12}{2/\sqrt{5}}<\frac{13-12}{2/\sqrt{5}}\right\}=1-[\Phi(1.12)-\Phi(-1.12)]$$

$$=2-2\Phi(1.12)=0.2628$$

(2) 由于 X_1,X_2,X_3,X_4,X_5 均服从 $N(12,4)$,所以

$$P\{\max(X_1,\cdots,X_5)>15\}=1-P\{\max(X_1,\cdots,X_5)<15\}$$

$$=1-P\{X_1<15\}\,P\{X_2<15\}\cdots P\{X_5<15\}$$

$$=1-\left[\Phi\left(\frac{15-12}{2}\right)\right]^5=0.2923$$

(3) $P\{\min(X_1,\cdots,X_5)<10\}=1-P\{\min(X_1,\cdots,X_5)>10\}$

$$=1-P\{X_1>10\}\,P\{X_2>10\}\cdots P\{X_5>10\}$$

$$=1-\left[1-\Phi\left(\frac{10-12}{2}\right)\right]^5=0.5785$$

6. 设随机变量 X 和 Y 相互独立,并且都服从正态分布 $N(0,3^2)$,而 $X_i(i=1,2,\cdots,9)$ 和 $Y_i(i=1,2,\cdots,9)$ 分别是来自总体 X 和 Y 的简单随机样本,求统计量 $K=\sum_{i=1}^{9}X_i\Big/\sqrt{\sum_{i=1}^{9}Y_i^2}$ 服从的分布.

解　$X_i,Y_i\sim N(0,3^2)$,因此有 $\frac{1}{3}X_i,\frac{1}{3}Y_i\sim N(0,1)$,则

$$u=\frac{1}{9}(X_1+X_2+\cdots+X_9)=\frac{1}{9}\sum_{i=1}^{9}X_i\sim N(0,1)$$

$$V=\frac{1}{9}(Y_1^2+Y_2^2+\cdots+Y_9^2)=\frac{1}{9}\sum_{i=1}^{9}Y_i^2=\sum_{i=1}^{9}\left(\frac{1}{3}Y_i\right)^2\sim\chi^2(9)$$

于是

$$K=\sum_{i=1}^{9}X_i\Big/\sqrt{\sum_{i=1}^{9}Y_i^2}=\frac{1}{9}\sum_{i=1}^{9}X_i\Big/\sqrt{\frac{1}{9}\sum_{i=1}^{9}\left(\frac{1}{3}Y_i\right)^2}$$

$$\frac{u}{\sqrt{V/9}}\sim t(9)$$

7. 求表 3-2 中麻疹病毒特异性 LgG 荧光抗体的滴度倒数是否来自对数正态总体?

表 3-2

LgG 滴度倒数	例数	LgG 滴度倒数	例数	LgG 滴度倒数	例数
40	3	180	17	640	3
80	22	320	9	1280	1

解　数据的累积频率分布表(表 3-3)为

表 3-3

滴度倒数	对数滴度倒数 x	频率	累积频率 $F(x)$	$\Phi^{-1}(F)$
40	1.602059991	0.054545	0.054545	-1.6023
80	1.903089987	0.4	0.454545	-0.11419
180	2.255272505	0.309091	0.763636	0.718047
320	2.505149978	0.163636	0.927273	1.455778
640	2.806179974	0.054545	0.981818	2.092834
1280	3.10720997	0.018182	1	

将 $[x, \Phi^{-1}(F)]$ 作为数据对,画出散点图,如图 3-1 所示.

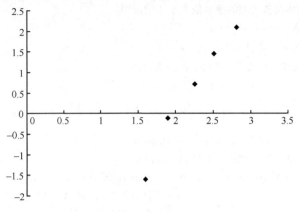

图 3-1 对数正态分布

可见,数据点成一条直线,因此认为数据是来自对数正态分布.

8. 某地 101 例 30~39 岁健康男子血清总胆固醇测定结果(mg/100ml)如下:(见教材).试用正态概率纸检验样本数据是否来自正态总体. 若来自正态总体,试估计其均值和标准差.

解 将 101 个数据进行整理,最小为 104.2,最大为 278.8,以 9.7 为组距进行计数,共分成 18 组,如表3-4所示:

表 3-4 累计频数百分比表

组中值	频数	累计频数	累计频率	组中值	频数	累计频数	累计频率
109.05	1	1	0.0099	196.35	12	76	0.7525
118.75	2	3	0.030	206.05	5	81	0.802
128.45	6	9	0.089	215.75	5	86	0.851
138.15	4	13	0.129	225.45	5	91	0.901
147.85	4	17	0.168	235.15	2	93	0.9208
157.55	9	26	0.257	244.85	4	97	0.960
167.25	12	38	0.376	254.55	2	99	0.982
176.95	15	53	0.5247	264.25	1	100	0.991
186.65	11	64	0.6337	269.1	1	101	1.000

利用正态概率纸描点,由于各点能拟合成一条直线,则可认为样本总体服从正态分布. 目测作一条与各点最近的直线 l,并由图表纵轴 50% 处作平行于横轴的直线交 l,其对应横轴坐标即为均值,即

$$\tilde{u} \approx 182.08, \quad \tilde{\sigma} \approx x_{0.84} - x_{0.5} = 216.85 - 182.08 = 34.77$$

9. 慢速搅拌(30 转/min)下测得 pH 为 7.5 的介质中某药物各时刻的累积溶解百分比数据如表 3-5 所示,问这个样本是否可以认为取自韦布尔分布总体? 如果是取自韦布尔分布,试估测它的分布函数,估测其均值 μ 和标准差 σ.

解 (1) 概率纸检验:将表 3-5 中数据分别在韦布尔概率纸上描点,目测各点分布,有明显的直线趋势,故直观认为该样本取自韦布尔分布总体.

表 3-5

时间/min	5	10	15	20	25	30
累积溶解百分比	27	58	78	91	96	100

(2) 参数的估计:作一条最靠近各点(特别是 1,2,3 号点)的直线 l,然后进行参数估计.

m 的估计:为求斜率 m,过 $X=1,Y=0$ 的点 $(1,0)$ 作直线 l 的平行线,其与 Y 轴($X=0$)的交点在右边框上投影的读数为 $Y=-1.45$,故斜率 $m=|Y|=|-1.45|=1.45$.

η 与 β 的估计:当 $Y=0$ 时,$X=\ln\eta$,故从直线 l 与 X 轴($Y=0$)的交点在下侧边框上投影的读数得 $\eta=10.6$,于是

$$\beta=\eta^m=10.6^{1.45}=30.67$$

由此得分布函数为 $F(x)=1-\mathrm{e}^{\frac{-x^{1.45}}{30.67}}$.

(3) μ 和 σ 的估计:在概率纸上方附尺中,查得对应于 $m=1.45$ 的 $\dfrac{\mu}{\eta}$ 和 $\dfrac{\sigma}{\eta}$ 尺上的读数分别为 0.9069 和 0.635,这样

$$\mu=\eta\cdot\frac{\mu}{\eta}=10.6\times0.9069=9.613,\quad \sigma=\eta\cdot\frac{\sigma}{\eta}=10.6\times0.635=6.731$$

四、补充习题及解答

(一) 选择与填空题

1. $X_1,X_2,\cdots,X_n$ 为来自总体 $N(\mu,\sigma^2)$ 的一个样本,μ 已知,σ 未知,则以下是统计量的是(　　).

A. $\left(\sum\limits_{i=1}^{n}X_i-\overline{X}\right)^2$;　　B. $\left[\sum\limits_{i=1}^{n}(X_i-\overline{X})^2\right]\Big/\sigma^2$;　　C. $\left(\sum\limits_{i=1}^{n}X_i^2\right)\Big/\sigma^2$;　　D. $\left[\sum\limits_{i=1}^{n}(X_i-\overline{X})\right]\Big/\sigma$.

2. 总体 $X\sim N(0,1)$,$X_1,X_2,\cdots,X_n$ 为来自总体 X 的一个样本,$\overline{X},S^2$ 分别为样本均数和样本方差,则以下不正确的是(　　).

A. $n\overline{X}\sim N(0,n)$;　　B. $\overline{X}/S\sim t(n-1)$;　　C. $\sum\limits_{i=1}^{n}X_i^2\sim\chi^2(n)$;　　D. $\overline{X}\sim N(0,1/n)$.

3. $X_1,X_2,\cdots,X_n$ 为来自总体 $N(\mu,\sigma^2)$ 的样本,$\overline{X}$ 为样本均数,记 $S_1^2=\dfrac{1}{n-1}\sum\limits_{i=1}^{n}(X_i-\overline{X})^2$,$S_2^2=\dfrac{1}{n}\sum\limits_{i=1}^{n}(X_i-\overline{X})^2$,$S_3^2=\dfrac{1}{n-1}\sum\limits_{i=1}^{n}(X_i-\mu)^2$,$S_4^2=\dfrac{1}{n}\sum\limits_{i=1}^{n}(X_i-\mu)^2$,则统计量(　　)服从 $t(n-1)$ 分布.

A. $\dfrac{\overline{X}-\mu}{S_1/\sqrt{n-1}}$;　　B. $\dfrac{\overline{X}-\mu}{S_2/\sqrt{n-1}}$;　　C. $\dfrac{\overline{X}-\mu}{S_3/\sqrt{n-1}}$;　　D. $\dfrac{\overline{X}-\mu}{S_4/\sqrt{n-1}}$.

4. $X_1,X_2,\cdots,X_{10}$ 为来自总体 $N(0,1)$ 的一个样本,

$$Y_1=\frac{1}{3}(X_3+X_4+X_5)^2,\quad Y_2=\sum_{i=6}^{10}\left[X_i-\frac{1}{5}(X_6+\cdots+X_{10})\right]^2,\quad Y_3=X_1^2+X_2^2,$$

则 $Y_1+Y_2+Y_3\sim$(　　).

A. $\chi^2(3)$;　　B. $\chi^2(7)$;　　C. $\chi^2(9)$;　　D. $\chi^2(10)$.

5. 下列统计量服从 $\chi^2(n)$ 分布的是(　　).

A. $(n-1)S^2/\sigma^2$;　　B. $\left[\sum\limits_{i=1}^{n}(X_i-\overline{X})^2\right]\Big/\sigma^2$;

C. nS_1^2/σ^2,　$S_1^2=\dfrac{1}{n}\sum\limits_{i=1}^{n}(X_i-\overline{X})^2$;　　D. $\left[\sum\limits_{i=1}^{n}(X_i-\mu)^2\right]\Big/\sigma^2$.

6. $X_1,X_2,\cdots,X_{10}$ 和 $X_1,X_2,\cdots,X_9$ 是分别来自总体 $N(1,4)$ 和 $N(2,9)$ 的样本,S_1^2 和 S_2^2 分别是它们的样本方差,则常数 $a=$(　　)时,统计量 aS_1^2/S_2^2 服从 $F(9,8)$ 分布.

A. $\dfrac{3}{2}$;　　B. 2;　　C. $\dfrac{9}{4}$;　　D. $\dfrac{4}{9}$.

7. 若 $X\sim\chi^2(n)$,则 $E(X^2)=$(　　).

A. $3n$;　　B. $2n$;　　C. n^2+2n;　　D. n^2+n.

8. $X_1,X_2,\cdots,X_{100}$ 为来自总体 $N(100,100)$ 的一个样本,则统计量_____服从 $\chi^2(100)$ 分布.

9. $\overline{X},S^2$ 分别为来自总体 $N(0,\sigma^2)$ 的样本均数和样本方差,样本容量为 n,则 $n\overline{X}^2/S^2\sim$_____.

10. 设 X_1,X_2,X_3,X_4 是来自正态总体 $N(0,2^2)$ 的样本,$X=a(X_1-2X_2)^2+b(3X_3-4X_4)^2$,则当 $a=1/20,b=1/100$ 时,统计量 X 服从_____分布,自由度为_____.

11. 设 $X_1,\cdots,X_n$ 是来自总体 X 的一个样本, $E(X),D(X)$ 均存在, $\overline{X},S^2$ 分别为样本均数和样本方差,则 $E(\overline{X})=$＿＿＿＿＿, $E(S^2)=$＿＿＿＿＿.

12. $X_1,X_2,\cdots,X_{m+n}$ 是来自总体 $N(0,1)$ 的一个样本,则统计量 $Y=\dfrac{1}{m}\Big(\displaystyle\sum_{i=1}^{m}X_i\Big)^2+\dfrac{1}{n}\Big(\displaystyle\sum_{i=m+1}^{m+n}X_i\Big)^2$ 服从 ＿＿＿＿＿分布.

1. A.   2. B.   3. B.   4. B.   5. D.   6. C.   7. C.   8. $\dfrac{1}{100}\displaystyle\sum_{i=1}^{100}(X_i-100)^2$.   9. $F(1,n-1)$.

10. $X\sim\chi^2(2),2$.   11. $E(X),D(X)$.   12. $\chi^2(2)$.

(二) 计算题

1. 设随机变量 $X\sim t(n)(n>1),Y=1/X^2$,则 Y 服从什么分布?

解 由题设知 $X=U/\sqrt{V/n}$,其中, $U\sim N(0,1),V\sim\chi^2(n)$,于是

$$Y=\frac{1}{X^2}=\frac{V/n}{U^2}=\frac{V/n}{U^2/1}$$

这里 $U^2\sim\chi^2(1)$,故 $Y=1/X^2\sim F(n,1)$.

2. 设总体 X 服从正态分布 $N(\mu,\sigma^2)(\sigma>0)$,从该总体中抽取简单随机样本 $X_1,X_2,\cdots,X_{2n}(n>2)$,其样本均数为 $\overline{X}=\dfrac{1}{2n}\displaystyle\sum_{i=1}^{2n}X_i$.求统计量 $Y=\displaystyle\sum_{i=1}^{n}(X_i+X_{n+i}-2\overline{X})^2$ 的期望 $E(Y)$.

解 考虑 $(X_1+X_{n+1}),(X_2+X_{n+2}),\cdots,(X_n+X_{2n})$,根据正态总体的可加性,可将其视为取自总体 $N(2\mu,2\sigma^2)$ 的简单随机样本,则其样本均数为

$$\frac{1}{n}\sum_{i=1}^{n}(X_i+X_{n+i})=\frac{1}{n}\sum_{i=1}^{2n}X_i=2\overline{X}$$

样本方差为 $\dfrac{1}{n-1}Y$.

由于 $E\Big(\dfrac{1}{n-1}Y\Big)=2\sigma^2$,所以

$$E(Y)=(n-1)(2\sigma^2)=2(n-1)\sigma^2$$

3. 设 $X_1,X_2,\cdots,X_n$ 为来自泊松分布 $P(\lambda)$ 的一个样本, $\overline{X},S^2$ 分别为样本均数和样本方差,求 $D(\overline{X}),E(S^2)$.

解 $E(\overline{X})=E(X_i)=D(X_i)=\lambda,\quad E(X_i^2)=\lambda^2+\lambda$

$$D(\overline{X})=D\Big(\frac{1}{n}\sum_{i=1}^{n}X_i\Big)=\frac{1}{n^2}\sum_{i=1}^{n}D(X_i)=\frac{\lambda}{n},$$

$$E(\overline{X}^2)=(E\overline{X})^2+D(\overline{X})=\lambda^2+\lambda$$

故

$$E(S^2)=E\Big[\frac{1}{n-1}\sum_{i=1}^{n}(X_i-\overline{X})^2\Big]=\frac{1}{n-1}E\Big(\sum_{i=1}^{n}EX_i^2-nE\overline{X}^2\Big)$$

$$=\frac{1}{n-1}\Big[n(\lambda+\lambda^2)-n\Big(\frac{\lambda}{n}+\lambda^2\Big)\Big]=\lambda$$

4. 在总体 $N(52,6.3^2)$ 中随机抽一容量为 36 的样本,求样本均数 $\overline{X}$ 落在 $50.8\sim53.8$ 的概率.

解 容量为 36 的样本,其样本平均数 $\overline{X}$ 的分布为 $N(52,1.05^2)$,所以

$$P(50.8<\overline{X}<53.8)=P\Big(\frac{50.8-52}{1.05}<\frac{\overline{X}-52}{1.05}<\frac{53.8-52}{1.05}\Big)$$

$$=P\Big(\frac{-1.2}{1.05}<\frac{\overline{X}-52}{1.05}<\frac{1.8}{1.05}\Big)=\Phi(1.7143)-\Phi(-1.14286)$$

$$=\Phi(1.7143)+\Phi(1.14286)-1=0.9564+0.8729-1=0.8293$$

5. 求总体 $N(20,3)$ 的容量分别为 10,15 两独立样本均数差的绝对值大于 0.3 的概率.

解 设 $\overline{X}$ 、 $\overline{Y}$ 分别为两样本的样本均数,则

$$\overline{X}\sim N(20,0.3),\overline{Y}\sim N(20,0.2),$$

则 $(\overline{X}-\overline{Y})$ 的分布为 $N(0,0.5)$,于是

$$P(|\overline{X}-\overline{Y}|>0.3) = P\left(\frac{|\overline{X}-\overline{Y}|}{\sqrt{0.5}} > \frac{0.3}{\sqrt{0.5}}\right) = 2[1-\Phi(0.3\sqrt{2})]$$
$$= 2[1-\Phi(0.42)] \approx 0.6745$$

6. 已知 $X \sim t(n)$，求证 $X^2 \sim F(1,n)$.

证明 因为 $X \sim t(n)$，即 $X = U/[\chi(n)/\sqrt{n}]$，这里 $U \sim N(0,1)$，$\chi(n) = \sqrt{\chi^2}(n)$，统计量 $\chi^2(n)$ 服从自由度为 n 的 χ^2 分布，而

$$X^2 = \frac{U^2}{[\chi^2(n)/n]} = \frac{\chi^2(1)/1}{\chi^2(n)/n}$$

所以 $X^2 \sim F(1,n)$.

7. 设在总体 $N(\mu,\sigma^2)$ 中抽取一容量为 16 的样本，μ,σ^2 均为未知，

(1) 求 $P(S^2/\sigma^2 \leqslant 2.041)$，其中，$S^2$ 为样本方差；

(2) 求 $D(S^2)$.

解 由于 $(n-1)S^2/\sigma^2 \sim \chi^2(n-1)$，故 $(16-1)S^2/\sigma^2 \sim \chi^2(15)$.

(1) $P(S^2/\sigma^2 \leqslant 2.041) = P[\chi^2(15) \leqslant 2.04 \times (16-1)]$
$$= P[\chi^2(15) \leqslant 30.6] = 1-P[\chi^2(15) \geqslant 30.6] = 0.99$$

(2) $D(S^2) = D\left[\dfrac{(16-1)S^2}{\sigma^2} \cdot \dfrac{\sigma^2}{16-1}\right] = \dfrac{\sigma^4}{(16-1)^2} D\left[\dfrac{(16-1)S^2}{\sigma^2}\right]$
$$= \frac{\sigma^4}{(16-1)^2} \cdot 2(16-1) = \frac{2\sigma^4}{15}$$

8. 设 $X_1,X_2,\cdots,X_{10}$ 为 $N(0,0.3^2)$ 的一个样本，求 $P\left(\sum\limits_{i=1}^{10} X_i^2 > 1.44\right)$.

解 $X_i/0.3 \sim N(0,1)(i=1,2,\cdots,10)$，故 $\sum\limits_{i=1}^{10} X_i^2/0.3^2 \sim \chi^2(10)$，所以

$$P\left(\sum_{i=1}^{10} X_i^2 > 1.44\right) = P\left(\sum_{i=1}^{10} X_i^2/0.3^2 > 1.44/0.3^2\right)$$
$$= P[\chi^2(10) > 16] = 0.1$$

9. 设 $X \sim N(\mu,\sigma^2)$，$X_1,X_2,\cdots,X_{10}$ 是来自总体 X 的样本，试求 $P\left(0.25\sigma^2 \leqslant \dfrac{1}{10}\sum\limits_{i=1}^{10}(X_i-\overline{X})^2 \leqslant 2.3\sigma^2\right)$.

解 由 $X_i \sim N(\mu,\sigma^2)(i=1,2,\cdots,10)$ 知

$$\sum_{i=1}^{10}\left(\frac{X_i-\overline{X}}{\sigma}\right)^2 \sim \chi^2(9)$$

$$P\left(0.25\sigma^2 \leqslant \frac{1}{10}\sum_{i=1}^{10}(X_i-\overline{X})^2 \leqslant 2.3\sigma^2\right)$$

$$= P\left(2.5 \leqslant \frac{1}{\sigma^2}\sum_{i=1}^{10}(X_i-\overline{X})^2 \leqslant 23\right)$$

$$= P\left(\sum_{i=1}^{10}\left(\frac{X_i-\overline{X}}{\sigma}\right)^2 > 2.5\right) - P\left(\sum_{i=1}^{10}\left(\frac{X_i-\overline{X}}{\sigma}\right)^2 > 23\right)$$

$$= 0.985 - 0.02 = 0.965$$

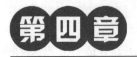

总体参数的估计

一、内 容 提 要

在实际工作中,借助理论分析和长期经验,对总体分布的类型可能有所了解,但其描述总体特征的参数一般是未知的,只能通过样本给予估计.本章讨论关于参数的点估计、区间估计问题.

二、基 本 概 念

1. 理解点估计满足无偏性、有效性、一致性的目的要求,选取适宜的估计量.

2. 总体率与样本率:在总体中随机抽取一个个体,取到具有某种特性的个体(如在一大批产品中抽到合格品,某药品在临床应用时一位适应证患者痊愈等).这是一个随机事件,记为 A,事件 A 出现的概率 $P(A)$ 称为总体率,记为 p,现抽取容量为 n 的某个样本,事件 A 出现的次数 m 是一个离散型随机变量,A 出现的频率 $f(A)=m/n$ 称为样本率,记为 $\hat{p}$.

3. 总体率的点估计:总体率 p 通常是未知的.现在总体中独立重复抽取 n 个个体,事件 A 出现了 m 次,样本率的值 $\hat{p}=m/n$ 可以作为总体率 p 的一个估计值.对于来自正态总体 $N(\mu,\sigma^2)$ 的简单随机抽样 $x_1,x_2,x_3,\cdots,x_n$,点估计参数 μ 的估计量是 $\bar{x}=\dfrac{1}{n}\sum\limits_{i=1}^{n}x_i$,点估计参数 σ^2 的估计量是 $s^2=\dfrac{1}{n-1}\sum\limits_{i=1}^{n}(x_i-\bar{x})^2$.

样本率是总体率的无偏估计量.

4. 总体率的区间估计:

(1) 小样本时,可直接查附表确定总体率的置信区间;

(2) 大样本时,可用正态近似法求出总体率的置信区间.

记 $\hat{q}=1-\hat{p}$, $s_{\hat{p}}=\sqrt{\dfrac{\hat{p}\hat{q}}{n}}$,总体率 p 的置信度为 α 的置信区间为

$$\hat{p}\pm u_{\frac{\alpha}{2}}\cdot s_{\hat{p}}=(\hat{p}-u_{\frac{\alpha}{2}}\cdot s_{\hat{p}},\hat{p}+u_{\frac{\alpha}{2}}\cdot s_{\hat{p}})$$

理解区间估计是由于存在抽样误差,不同的样本可得到不同的估计值,所以常常还需要给出一个范围,使得这个范围能以预先指定的概率包含被估计的总体参数.

5. 关于单个正态总体均数 μ 的区间估计:

(1) 当 σ^2 已知时,参数 μ 的 $1-\alpha$ 的区间估计为 $\bar{x}\pm u_{\frac{\alpha}{2}}\dfrac{\sigma}{\sqrt{n}}$;

(2) 当 σ^2 未知时,参数 μ 的 $1-\alpha$ 的区间估计为 $\bar{x}\pm t_{\frac{\alpha}{2}}\dfrac{s}{\sqrt{n}}$.

6. 两个正态总体均数之差的区间估计:

(1) 两正态总体方差 σ_1^2,σ_2^2 已知,总体 $X\sim N(\mu_1,\sigma_1^2)$,$Y\sim N(\mu_2,\sigma_2^2)$ 且 σ_1^2,σ_2^2 已知,总体 X,Y 的样本容量分别为 n_1,n_2,样本均数分别为 $\bar{X},\bar{Y}$,均数之差的区间估计

$$\left(\,(\bar{x}-\bar{y})\pm u_{\frac{\alpha}{2}}\sqrt{\dfrac{\sigma_1^2}{n_1}+\dfrac{\sigma_2^2}{n_2}}\,\right)$$

(2) 两正态总体方差 σ_1^2,σ_2^2 未知.

1) $\sigma_1^2=\sigma_2^2=\sigma^2$.当取样为大样本($n>50$)时,可用 S^2 代替 σ^2,$\mu_1-\mu_2$ 的置信度为 $1-\alpha$ 的置信区间为

$$\left(\,\bar{x}-\bar{y}\pm u_{\frac{\alpha}{2}}\sqrt{\dfrac{S_1^2}{n_2}+\dfrac{S_2^2}{n_1}}\,\right)$$

当取样为小样本时,所求的置信区间为

$$\left(\overline{x}-\overline{y}\pm t_{\frac{\alpha}{2}}\sqrt{S_{\omega}^2\left(\frac{1}{n_1}+\frac{1}{n_2}\right)}\right),$$

其中,

$S_{\omega}^2=\dfrac{(n_1-1)S_1^2+(n_2-1)S_2^2}{n_1+n_2-2}$,自由度 $f=n_1+n_2-2$.

2) $\sigma_1^2\neq\sigma_2^2$. 当抽样是大样本时,置信度为 $1-\alpha$,得到置信区间

$$\left(\overline{x}-\overline{y}\pm u_{\frac{\alpha}{2}}\sqrt{\frac{S_1^2}{n_1}+\frac{S_2^2}{n_2}}\right)$$

当抽样为小样本时,得置信区间为

$$\left(\overline{x}-\overline{y}\pm t_{\frac{\alpha}{2}}\sqrt{\frac{S_1^2}{n_1}+\frac{S_2^2}{n_2}}\right)$$

修正 t 分布的自由度,

$$df=\frac{\left(\dfrac{S_1^2}{n_1}+\dfrac{S_2^2}{n_2}\right)^2}{\dfrac{(S_1^2/n_1)^2}{n_1-1}+\dfrac{(S_2^2/n_2)^2}{n_2-1}}$$

这个公式计算出来的自由度往往不是整数,可以用四舍五入后的整数或 $[df]+1$ 来表示.

7. 关于单个正态总体方差 σ^2 的 $1-\alpha$ 区间估计:$\left(\dfrac{(n-1)s^2}{\chi_{\frac{\alpha}{2}}^2},\dfrac{(n-1)s^2}{\chi_{1-\frac{\alpha}{2}}^2}\right)$.

8. 两个总体 $X\sim N(\mu_1,\sigma_1^2)$,$Y\sim N(\mu_2,\sigma_2^2)$,其中,$\mu_1$,$\mu_2$,$\sigma_1^2$,$\sigma_2^2$ 均为未知参数,分别从两个总体中独立随机抽取容量为 n_1 和 n_1 的样本,其样本方差为 S_1^2 和 S_2^2,置信度为 $1-\alpha$ 的 σ_1^2/σ_2^2 的置信区间为:$\left(\dfrac{S_1^2/S_2^2}{F_{\frac{\alpha}{2}}},\dfrac{S_1^2/S_2^2}{F_{1-\frac{\alpha}{2}}}\right)$.

三、习题四解答

1. 什么叫点的无偏估计? 根据下列数据求总体均数 μ 和方差 σ^2 的无偏估计:

(1) $5,-3,2,0,8,6$;

(2) $10,15,14,15,16$.

解 设 $\hat{\theta}$ 是未知待估计参数 θ 的估计量,若 $E(\hat{\theta})=\theta$,则称 $\hat{\theta}$ 为 θ 的无偏估计量.

由于 $E(\overline{X})=\mu$,$E(S^2)=\sigma^2$,故 $\overline{X}$,S^2 分别是 μ 和 σ^2 的无偏估计量.

(1) $\overline{x}=\dfrac{1}{n}\sum_{i=1}^{n}X_i=\dfrac{1}{6}(5-3+2+0+8+6)=3$

$S^2=\dfrac{1}{n-1}\sum_{i=1}^{n}(X_i-\overline{X})^2=\dfrac{1}{5}[(5-3)^2+\cdots+(6-3)^2]=16.8$

(2) $\overline{x}=\dfrac{1}{n}\sum_{i=1}^{n}X_i=\dfrac{1}{5}(10+15+14+15+16)=14$

$S^2=\dfrac{1}{n-1}\sum_{i=1}^{n}(X_i-\overline{X})^2=\dfrac{1}{4}[(10-14)^2+\cdots+(16-14)^2]=5.5$

2. 什么叫置信度和置信区间? 作参数的区间估计时,给定的 α 越大,置信度 $1-\alpha$ 越小,置信区间是越窄还是越宽?

解 设总体 X 含有未知参数 θ,$\hat{\theta}_1$ 和 $\hat{\theta}_2$ 是由 X 的样本确定的两个统计量.

如果对于给定的 α,当 $0<\alpha<1$ 时有 $P(\hat{\theta}_1<\theta<\hat{\theta}_2)=1-\alpha$,则称 $(\hat{\theta}_1,\hat{\theta}_2)$ 是 θ 的置信度为 $1-\alpha$ 的置信区间.

给定的 α 越大,置信度 $1-\alpha$ 越小,置信区间就越窄;反之,置信区间就越宽.

3. 若已知某药品中某成分的含量在正常情况下服从正态分布,方差 $\sigma^2=0.108^2$,现测定 9 个样品,其含量的均数 $\overline{x}=4.484$,试估计药品中某成分含量的总体均数 μ 的置信区间($\alpha=0.05$).

解 本题是估计总体均数 μ 的 95% 置信区间,因 $\sigma^2=0.108^2$ 是已知的,故选择置信区间公式 $\left(\overline{x}\pm u_{\frac{\alpha}{2}}\cdot\dfrac{\sigma}{\sqrt{n}}\right)$.

因 $\alpha=0.05$,查表得 $u_{\frac{\alpha}{2}}=1.96$.$n=9$,$\sigma^2=0.108^2$,所以 $u_{\frac{\alpha}{2}}\cdot\dfrac{\sigma}{\sqrt{n}}=1.96\cdot\dfrac{0.108}{\sqrt{9}}=0.071$. 又 $\overline{x}=4.484$,所以总体

均数 μ 的 95% 置信区间为 (4.484 ± 0.071) 或 $(4.413,4.555)$.

4. 设某药厂生产的某种药片直径 x 服从正态分布 $N(\mu,0.8^2)$,现从某日生产的药片中随机抽取 9 片,测得其直径分别为(单位:mm)

$$14.1,14.7,14.7,14.4,14.6,14.5,14.5,14.8,14.2$$

试求该药片直径均数 μ 的 99% 置信区间.

解 由数据可以求得 $\bar{x}=14.5$,又 $\sigma=0.8$,$n=9$,由 $\alpha=0.01$ 查正态分布表得 $u_{\frac{\alpha}{2}}=2.58$,所以

$$u_{\frac{\alpha}{2}}\cdot\frac{\sigma}{\sqrt{n}}=2.58\cdot\frac{0.8}{\sqrt{9}}=0.688$$

将数据代入置信区间公式 $\left(\bar{x}\pm u_{\frac{\alpha}{2}}\cdot\frac{\sigma}{\sqrt{n}}\right)$ 得 (14.5 ± 0.688).故该药片直径均数的 99% 置信区间为 $(13.812,15.188)$.

5. 在一批中药片中,随机抽查 35 片,称得平均片重为 1.5g,标准差为 0.08g,如已知药片的重量服从正态分布,试估计药片平均片重的 95% 的置信区间.

解 本题是估计总体均数 μ 的 95% 置信区间,因总体方差 σ^2 是未知的,故选择置信区间公式 $\left(\bar{x}\pm t_{\frac{\alpha}{2}}\cdot\frac{\sigma}{\sqrt{n}}\right)$.已知 $n=35$,$S=0.08$,$1-\alpha=0.95$ 时,查表得 $t_{\frac{0.05}{2}}(34)=2.03$.于是 $t_{\frac{\alpha}{2}}\cdot\frac{S}{\sqrt{n}}=2.03\cdot\frac{0.08}{\sqrt{35}}=0.03$,$\bar{x}=1.5$,故药片平均片重的 95% 置信区间为

$$(1.5\pm0.03)\text{或}(1.47,1.53)$$

6. 下面是取自正态总体 X 的样本数据:

$$50.7,69.8,54.9,53.4,54.3,66.1,44.8,48.1,42.2,35.7$$

求总体均数 μ 和标准差 σ 的置信度为 0.90 的置信区间.

解 (1) 因为总体方差是未知的,故选择置信区间公式 $\left(\bar{x}\pm t_{\frac{\alpha}{2}}\cdot\frac{\sigma}{\sqrt{n}}\right)$.由样本可计算得 $\bar{x}=52$,$S=10.34$,因 $1-\alpha=0.90$ 查表得 $t_{0.05}(9)=1.833$,于是 $t_{\frac{\alpha}{2}}\cdot\frac{S}{\sqrt{n}}=1.833\cdot\frac{10.34}{\sqrt{10}}=5.99$,所以 μ 的 0.90 置信区间为 (52 ± 5.99) 或 $(46.01,57.99)$.

(2) 选择统计量置信区间公式 $\left(\frac{(n-1)S^2}{\chi_{\frac{\alpha}{2}}^2},\frac{(n-1)S^2}{\chi_{1-\frac{\alpha}{2}}^2}\right)$,自由度 $f=10-1=9$,查表得 $\chi_{\frac{\alpha}{2}}^2(n-1)=\chi_{0.05}^2(9)=16.919$,$\chi_{1-\frac{\alpha}{2}}^2(n-1)=\chi_{0.95}^2(9)=3.325$,从而

$$\frac{(n-1)S^2}{\chi_{\frac{\alpha}{2}}^2}=\frac{(10-1)\times106.86}{16.919}=56.84$$

$$\frac{(n-1)S^2}{\chi_{1-\frac{\alpha}{2}}^2}=\frac{(10-1)\times106.86}{3.325}=289.25$$

故 σ^2 的 0.9 置信区间为 $(56.84,289.25)$,则 σ 的置信区间为 $(7.54,17.02)$.

7. 今有甲、乙两小组包装某种药品,随机抽取这两组各 10 天的包装量,其数据为

甲组包装(盒):1293,1380,1614,1497,1340,1643,1466,1627,1387,1711

乙组包装(盒):1061,1065,1092,1017,1021,1138,1143,1094,1270,1028

设样本互相独立,两组日包装数的总体都为正态分布且方差相等,求这两个总体均数差 $\mu_A-\mu_B$ 的 90% 的置信区间.

解 由样本值计算得

$$\bar{x}=1495.8,\quad\bar{y}=1092.9,\quad S_1^2=21189.1,\quad S_2^2=5872.1,\quad n_1=n_2=10$$

此题满足等方差条件,故选择区间估计公式

$$\left(\bar{x}-\bar{y}\pm t_{\frac{\alpha}{2}}\cdot S_\omega\sqrt{\frac{1}{n_1}+\frac{1}{n_2}}\right)$$

$$S_w^2=\frac{(n_1-1)S_1^2+(n_2-1)S_2^2}{n_1+n_2-2}=\frac{9\times21189.1+9\times5872.1}{10+10-2}=13530.6,\quad S_\omega=116.32$$

对 $\alpha=0.1$,自由度 $f=n_1+n_2-2=18$,查表得 $t_{0.05}(18)=1.734$,

$$t_{\frac{\alpha}{2}}\cdot S_\omega\sqrt{\frac{1}{n_1}+\frac{1}{n_2}}=1.734\times116.32\times\sqrt{\frac{1}{10}+\frac{1}{10}}=90.2$$

因 $\bar{x}-\bar{y}=1495.8-1092.9=402.9$，故两总体均数差的 90% 置信区间为 (402.9 ± 90.2) 或 $(312.7,493.1)$.

8. 用两种方法测定中药"磁朱丸"中朱砂(按 HgS 计算)的含量. 每次取 25mg，各测定 4 次，得 $\bar{x}=3.2850\mathrm{mg}$，$S_1^2=0.0000333(\mathrm{mg})^2$；$\bar{y}=3.2575\mathrm{mg}$，$S_2^2=0.0000917(\mathrm{mg})^2$，试求两种方法测定朱砂含量的总体均数差的置信区间($\alpha=0.01$).

解 已知 $n_1=n_2=4$，$S_1^2=0.0000333$，$S_2^2=0.0000917$. 因此题为小样本方差相等的情形，故选择区间估计公式 $\left(\bar{x}-\bar{y}\pm t_{\frac{\alpha}{2}}\cdot S_w\sqrt{\dfrac{1}{n_1}+\dfrac{1}{n_2}}\right)$。

有 $S_w^2=\dfrac{(n_1-1)S_1^2+(n_2-1)S_2^2}{n_1+n_2-2}=\dfrac{3\times0.0000333+3\times0.0000917}{4+4-2}=0.0000625$，

对 $\alpha=0.01$，自由度 $f=n_1+n_2-2=6$ 查表得 $t_{\frac{0.01}{2}}(6)=3.707$，

$$t_{\frac{\alpha}{2}}\cdot S_w\sqrt{\frac{1}{n_1}+\frac{1}{n_2}}=3.707\times\sqrt{0.0000625}\times\sqrt{\frac{1}{4}+\frac{1}{4}}=0.0207228$$

又 $\bar{x}-\bar{y}=0.0275$，故两种方法测定朱砂量的总体均数差的 0.01 置信区间为：

(0.0275 ± 0.0207228) 或 $(0.0067772,0.042228)$.

9. 两位化验员 A,B 各自独立地采用一种方法对某中药有效成分的含量作 10 次测定，其测定值的方差依次为 $S_A^2=0.198$ 和 $S_B^2=0.866$，设 σ_A^2 与 σ_B^2 分别为 A,B 所测量的数据总体(设为正态分布)的方差，求方差比 σ_1^2/σ_2^2 的 95% 的置信区间.

解 已知

$$n_1=n_2=10,\quad S_A^2=0.198,\quad S_B^2=0.866,\quad \frac{S_A^2}{S_B^2}=\frac{0.198}{0.866}=0.229$$

给定 $\alpha=0.05$，自由度 $f_1=f_2=9$，查表得 $F_{0.025}(9,9)=4.03$，$F_{0.975}(9,9)=\dfrac{1}{4.03}$，

所以

$$\frac{S_A^2/S_B^2}{F_{\frac{\alpha}{2}}}=\frac{0.198/0.866}{4.03}=0.0567,\quad \frac{S_A^2/S_B^2}{F_{1-\frac{\alpha}{2}}}=\frac{0.198/0.866}{\frac{1}{4.03}}=0.9217$$

即 σ_1^2/σ_2^2 的 95% 置信区间为 $(0.0567,0.9217)$.

10. 某合成车间的产品在正常情况下，含水量服从 $N(\mu,\sigma^2)$，其中，$\sigma^2=0.25$，现连续测试 9 批，得样本平均值为 $\bar{x}=2$，试计算置信度 $1-\alpha$ 为 0.95 和 0.99 时总体均值 μ 的置信区间. 当 $\sigma^2=0.04$ 时，置信区间如何?

解 因 $\sigma^2=0.25$ 是已知的，故选择置信区间公式 $\left(\bar{x}\pm u_{\frac{\alpha}{2}}\cdot\dfrac{\sigma}{\sqrt{n}}\right)$. 因 $1-\alpha=0.95$，查表得 $u_{\frac{\alpha}{2}}=1.96$，$n=9$，$\sigma^2=0.25$，$\bar{x}=2$，所以 $u_{\frac{\alpha}{2}}\cdot\dfrac{\sigma}{\sqrt{n}}=1.96\cdot\dfrac{0.5}{\sqrt{9}}=0.327$，所以总体均数 μ 的 95% 置信区间为

$$(2\pm0.327)=(1.673,2.327)$$

同理，当 $1-\alpha=0.99$ 时，置信区间为

$$(2\pm0.43)=(1.57,2.43)$$

当 $\sigma^2=0.04$ 时，总体均数 μ 的 95% 置信区间为

$$(1.87,2.13)$$

总体均数 μ 的 99% 置信区间为

$$(1.83,2.17)$$

11. 对某地区随机调查 180 名 20 岁青年的身高，得均值为 167.10cm，标准差 4.90cm，求该地区 20 岁青年平均身高的 95% 置信区间.

解 过程同上，该地区 20 岁青年平均身高的 95% 置信区间的 $(166.38,167.82)$.

12. 为测定某药物的成分含量，任取 16 个样品测得 $\bar{x}=3$，$s^2=3.26$. 假设被测总体服从正态分布，试求

(1) 总体均值 μ 的 95% 置信区间；

(2) 总体方差 σ^2 的 90% 置信区间.

解 (1) $t_{0.05/2}(15)\dfrac{S}{\sqrt{n}}=2.131\times\dfrac{\sqrt{3.26}}{4}\approx0.96$

μ 的 95% 置信区间为 $(2.04,3.96)$.

(2) 选择统计量置信区间公式 $\left(\dfrac{(n-1)S^2}{\chi_{\frac{\alpha}{2}}^2},\dfrac{(n-1)S^2}{\chi_{1-\frac{\alpha}{2}}^2}\right)$，自由度 $f=16-1=15$，查表得 $\chi_{\frac{\alpha}{2}}^2(n-1)=\chi_{0.05}^2(15)=24.996$，$\chi_{1-\frac{\alpha}{2}}^2(n-1)=\chi_{0.95}^2(15)=7.261$，

从而

$$\frac{(n-1)S^2}{\chi_{\frac{\alpha}{2}}^2}=\frac{(16-1)\times 3.26}{24.996}=1.96$$

$$\frac{(n-1)S^2}{\chi_{1-\frac{\alpha}{2}}^2}=\frac{(16-1)\times 3.26}{7.261}=6.73$$

因此，总体方差 σ^2 的 90% 置信区间为 $(1.96,6.73)$.

13. 试对比下列各情况下总体率的 95% 置信区间的宽窄与样本容量 n 的大小关系，并说明当 n 较小时，若 n 次试验中某事件发生 m 次，将 m/n 作为概率 p 的近似值是否妥当?

(1) $n=10,m=5$;(2) $n=60,m=30$;(3) $n=200,m=100$;(4) $n=1000,m=500$.

解 (1) $n=10,m=5$. 查二项分布参数 p 的置信区间表，总体率的 95% 置信区间为

$$(0.187,0.813)$$

(2) $n=60,m=30$. 查二项分布参数 p 的置信区间表，总体率的 95% 置信区间为

$$(0.368,0.632)$$

(3) $n=200,m=100$. 查二项分布参数 p 的置信区间表，总体率的 95% 置信区间为

$$(0.429,0.571)$$

n 较大，属于大样本，可用正态近似法. 查表知 $u_{\frac{0.05}{2}}=1.96$，

$$\hat{p}=\frac{m}{n}=\frac{100}{200}=0.5,\quad s_{\hat{p}}=\sqrt{\frac{\hat{p}(1-\hat{p})}{n}}=\sqrt{\frac{0.5\times(1-0.5)}{200}}=0.0354$$

$$\hat{p}\pm u_{0.05/2}\cdot s_{\hat{p}}=0.5\pm 1.96\times 0.0354$$

故总体率的 95% 置信区间为 $(0.431,0.569)$.

(4) $n=1000,m=500$. 属于大样本，用正态近似法，

$$u_{\frac{0.05}{2}}=1.96,\quad \hat{p}=\frac{m}{n}=0.5$$

$$s_{\hat{p}}=\sqrt{\frac{\hat{p}(1-\hat{p})}{n}}=\sqrt{\frac{0.5\times(1-0.5)}{1000}}=0.0158$$

$$\hat{p}\pm u_{0.05/2}\cdot s_{\hat{p}}=0.5\pm 1.96\times 0.0158$$

故总体率的 95% 置信区间为 $(0.469,0.531)$.

说明 样本容量 n 越大，置信区间越窄；近似效果越好. 因此，当 n 较小时，若 n 次实验中某事件发生 m 次，将 m/n 作为概率 p 的近似值不妥当.

14. 据传某验方治愈率为 92%，现用它治疗 32 例，治愈 28 例，求治愈总体率 95% 的置信区间，再根据 0.92 是否在置信区间内来判断传闻是否可靠.

解 $n=32,\quad m=28,\quad 1-\alpha=95\%$

查二项分布参数 p 的置信区间表，得治愈总体率 95% 的置信区间为 $(0.710,0.965)$. 由于 0.92 在 $(0.710,0.965)$ 中，据此判断传闻可靠.

15. 武汉传染病院用脑炎汤治疗乙脑 243 例，治愈 236 例，病死 7 例，病死样本率为 2.88%，求病死总体率的 95% 置信区间.

解 $n=243,m=7,n$ 较大，属于大样本，可用正态近似法. 查表知 $u_{\frac{0.05}{2}}=1.96$，

$$\hat{p}=\frac{m}{n}=\frac{7}{243}=0.0288,\quad s_{\hat{p}}=\sqrt{\frac{\hat{p}(1-\hat{p})}{n}}=\sqrt{\frac{0.0288\times(1-0.0288)}{243}}=0.0107$$

$$\hat{p}\pm u_{0.05/2}\cdot s_{\hat{p}}=0.0288\pm 1.96\times 0.0107$$

故病死总体率的 95% 置信区间为 $(0.0078,0.0498)$.

16. 为检验某河水质的优劣，取 20ml 水样进行检查，观察到某种细菌 28 个. 试求此河每毫升水所含此种细菌数的 95% 置信区间.

解 $c=28,1-\alpha=0.95$，查泊松分布参数的置信区间表得结果为 $(18.61,40.47)$，每毫升河水所含此细菌

的 95% 置信区间为

$$\left(\frac{18.61}{20}, \frac{40.47}{20}\right) = (0.9305, 2.0235).$$

四、补充习题及解答

1. 将一个面积为 $100cm^2$ 的培养皿置于某病室中，1h 后取出，培养 24h，查得 8 个细菌，求该病室平均细菌数的 95% 置信区间.

解　$c = 8, 1 - \alpha = 0.95$，查泊松分布参数的置信区间表得结果为 $(3.45, 15.76)$，即该病室平均细菌数的 95% 置信区间为 $(3.45, 15.76)$.

2. 随机抽取 100 名患者进行新疗法治疗，治愈 80 人. 计算新疗法治愈率 95% 的置信区间.

解　$n = 100, m = 80, n$ 较大，属于大样本，可用正态近似法. 查表知 $u_{\frac{0.05}{2}} = 1.96$，

$$\hat{p} = \frac{m}{n} = \frac{80}{100} = 0.8, \quad s_{\hat{p}} = \sqrt{\frac{\hat{p}(1 - \hat{p})}{n}} = \sqrt{\frac{0.8 \times (1 - 0.8)}{100}} = 0.04$$

$$\hat{p} \pm u_{0.05/2} \cdot s_{\hat{p}} = 0.8 \pm 1.96 \times 0.04$$

故新疗法治愈率的 95% 置信区间为 $(0.7216, 0.8784)$.

3. 已知每袋食糖净重 Xg 服从正态分布 $N(\mu, 25^2)$，从一批袋装食糖中随机抽取 9 袋，测量其净重分别为

$$497, 506, 518, 524, 488, 510, 515, 515, 511$$

试以 0.95 的置信度，求每袋食糖平均净重 μ 的置信区间.

解　本题是估计总体均数 μ 的 95% 置信区间，因 $\sigma^2 = 25^2$ 是已知的，故选择置信区间公式 $\left(\bar{x} \pm u_{\frac{\alpha}{2}} \cdot \frac{\sigma}{\sqrt{n}}\right)$.

因 $\alpha = 0.05$，查表得 $u_{\frac{\alpha}{2}} = 1.96, n = 9, \sigma^2 = 25^2$，所以 $u_{\frac{\alpha}{2}} \cdot \frac{\sigma}{\sqrt{n}} = 1.96 \cdot \frac{25}{\sqrt{9}} = 16.3$，又可计算得 $\bar{x} = 509.3$，所以总体均数 μ 的 95% 置信区间为 (509.3 ± 16.3) 或 $(493.0, 525.6)$.

4. 调查 25 例服用氨苄西林的志愿者，测得他们尿中氨苄西林含量的均值为 $7.0\mu g/mL$，标准差为 $2.0\mu g/mL$. 假设尿中氨苄西林含量服从正态分布，试求尿中氨苄西林含量的总体方差的 95% 置信区间.

解　由题意知 $\bar{x} = 7.0, S = 2.0$，自由度 $f = 25 - 1 = 24, \alpha = 0.10$，查表得 $\chi^2_{\frac{0.05}{2}}(24) = 39.364, \chi^2_{1 - \frac{0.05}{2}}(24) = 12.401$，从而

$$\frac{(n-1)S^2}{\chi^2_{\frac{\alpha}{2}}} = \frac{24 \times 4}{39.364} = 2.439, \quad \frac{(n-1)S^2}{\chi^2_{1-\frac{\alpha}{2}}} = \frac{24 \times 4}{12.401} = 7.741$$

故尿中氨苄西林含量的总体方差的 95% 置信区间为 $(2.439, 7.741)$.

5. 一个外科专家让两组合资企业的经理进行肌肉耐力测试. 第一组由 16 人组成，产生的耐力方差 $S_1^2 = 4685.4$；第二组由 25 人组成，产生的耐力方差 $S_2^2 = 1193.7$. 假定两组独立样本均来自正态分布，试求总体方差比的 95% 的置信区间.

解　已知 $n_1 = 16, n_2 = 25, S_1^2 = 4685.4, S_2^2 = 1193.7$，给定 $\alpha = 0.05$，自由度 $f_1 = 15, f_2 = 24$，查表得

$$F_{0.025}(15, 24) = 2.44, \quad F_{0.975}(15, 24) = \frac{1}{2.44},$$

$$\frac{S_1^2}{S_2^2} = \frac{4685.4}{1193.7} = 3.93$$

所以

$$\frac{S_1^2/S_2^2}{F_{\frac{\alpha}{2}}} = \frac{3.93}{2.44} = 1.61, \quad \frac{S_1^2/S_2^2}{F_{1-\frac{\alpha}{2}}} = \frac{3.93}{\frac{1}{2.44}} = 9.59$$

即 σ_1^2/σ_2^2 的 95% 置信区间为 $(1.61, 9.59)$.

6. 某药厂规定某药丸潮解率不超过 0.1% 方能出厂. 现任意抽取 1000 丸，发现有 2 丸潮解. 试问这批药丸能否出厂（$\alpha = 0.05$）？

解　$n = 1000, m = 2, n$ 较大，属于大样本，可用正态近似法. 查表知 $u_{\frac{0.05}{2}} = 1.96$，

$$\hat{p} = \frac{m}{n} = \frac{2}{1000} = 0.2\%, \quad s_{\hat{p}} = \sqrt{\frac{\hat{p}(1 - \hat{p})}{n}} = \sqrt{\frac{0.002 \times (1 - 0.002)}{1000}} = 0.0014$$

$$\hat{p} \pm u_{0.05/2} \cdot s_{\hat{p}} = 0.002 \pm 1.96 \times 0.0014$$

故潮解率的 95% 置信区间为 $(-0.08\%, 0.48\%)$，即 $(0\%, 0.48\%)$．

因规定的潮解率 0.1% 属于区间 $(0\%, 0.48\%)$，这批药丸可以出厂．

7. 用某中药单方治疗某药，大样本的治愈率 $p = 60\%$，若用某中药复方治疗该病 15 人，结果有 14 人治愈，该复方疗效是否较单方好？$(\alpha = 0.05)$

解 $n = 15, m = 14, n$ 较小，属于小样本，查表（《医药数理统计》附表 11）得 $(0.681, 0.998)$．故复方治疗该病的治愈率 95% 的置信区间为：$(68.1\%, 99.8\%)$．

因某中药单方的治愈率为 60% 小于置信区间的下限 68.1%，可认为复方疗效好于单方．

8. 假设成年男性的红细胞数服从正态分布 $N(\mu, \sigma^2)$，随机抽取 200 名成年男性的红细胞均数为 $4.994 \times 10^{12}/L$，标准差为 $0.604 \times 10^{12}/L$，估计其总体均数 μ 的 95% 置信区间．

解 本题是估计总体均数 μ 的 95% 置信区间，因总体方差 σ^2 是未知的，故选择置信区间公式 $\left(\bar{x} \pm t_{\frac{\alpha}{2}} \cdot \frac{\sigma}{\sqrt{n}} \right)$．已知 $n = 200$，自由度为 $f = 200 - 1 = 199$，此时 t 分布近似于正态分布，$1 - \alpha = 0.95$ 时，查表得 $t_{\frac{0.05}{2}}(199) = u_{\frac{0.05}{2}} = 1.96$．又 $S = 0.6044 \times 10^{12}$，所以有

$$t_{\frac{\alpha}{2}} \cdot \frac{S}{\sqrt{n}} = 1.96 \cdot \frac{0.604 \times 10^{12}}{\sqrt{200}} = 0.084 \times 10^{12}$$

由 $\bar{x} = 4.994 \times 10^{12}$ 可知药片平均片重的 95% 置信区间为

$$(4.994 \times 10^{12} \pm 0.084 \times 10^{12}) \text{ 或 } (4.910 \times 10^{12}, 5.078 \times 10^{12})$$

9. 为了解某高寒地区小学生血红蛋白含量的平均水平，从该地区随机抽取了 708 名小学生的血样，算得其血红蛋白均数为 103.5g/L，标准差为 1.59g/L．试求该地小学生血红蛋白含量均数的 90% 置信区间．

解 同上题已知 $n = 708$，自由度为 $f = 708 - 1 = 707$，此时 t 分布近似于正态分布，$1 - \alpha = 0.95$ 时，查表得 $t_{\frac{0.05}{2}}(707) = u_{\frac{0.05}{2}} = 1.96$，又 $\bar{x} = 103.5, S = 1.59$，于是 $t_{\frac{\alpha}{2}} \cdot \frac{S}{\sqrt{n}} = 1.96 \cdot \frac{1.59}{\sqrt{708}} = 0.117$，故药片平均片重的 95% 置信区间为

$$\left(\bar{x} \pm t_{\frac{\alpha}{2}} \cdot \frac{\sigma}{\sqrt{n}} \right) = (103.5 \pm 0.117) \text{ 或 } (102.383, 103.617)$$

10. 某工厂生产的保健饮料中游离氨基酸含量（mg/100mL）服从正态分布，某生产日抽测了 6 个样品，得数据如下：

$$205, 170, 185, 210, 230, 190$$

试求这一天生产的产品游离氨基酸含量的总体方差的置信度为 90% 置信区间．

解 由样本可计算得 $\bar{x} = 198.33, S^2 = 446.67$，自由度 $f = 6 - 1 = 5, \alpha = 0.10$，查表得 $\chi^2_{0.05}(5) = 11.071$，$\chi^2_{0.95}(5) = 1.145$，从而

$$\frac{(n-1)S^2}{\chi^2_{\frac{\alpha}{2}}} = \frac{(6-1) \times 446.67}{11.071} = 201.7$$

$$\frac{(n-1)S^2}{\chi^2_{1-\frac{\alpha}{2}}} = \frac{(6-1) \times 446.67}{1.145} = 1950.5$$

故生产的产品游离氨基酸含量的总体方差的置信度为 90% 置信区间为 $(201.7, 1950.5)$．

11. 在辐射对血管的收敛效应的研究中，用血管体积描记器测量 6 根血管在照射前及用 800γ 的 γ 射线照射时每分钟流过血管的培养液的体积，所得数据为

照射前：12, 16, 11, 18, 13, 14

照射时：12, 14, 8, 13, 12, 13

求出照射前与照射时每分钟流过血管的培养液的体积的均值差数的 95% 置信区间．

解 设 X 表示照射前每分钟流过血管的培养液的体积，Y 表示照射时每分钟流过血管的培养液的体积，X 和 Y 均服从正态分布且方差相同．

此题满足等方差条件，故选择区间估计公式 $\left(\bar{x} - \bar{y} \pm t_{\frac{\alpha}{2}} \cdot S_\omega \sqrt{\frac{1}{n_1} + \frac{1}{n_2}} \right)$

由样本值计算得 $n_1 = 6, \bar{x} = 14, S_1 = 2.6077, n_2 = 6, \bar{y} = 14, S_2 = 2.0976$，于是有

$$S_\omega^2 = \frac{(n_1-1)S_1^2 + (n_2-1)S_2^2}{n_1+n_2-2} = \frac{5\times 2.6077^2 + 5\times 2.0976^2}{6+6-2} = 5.6$$

对 $\alpha=0.05$,自由度 $f=n_1+n_2-2=10$ 查表得 $t_{\frac{0.05}{2}}(10)=2.228$,

$$t_{\frac{\alpha}{2}} \cdot S_\omega \sqrt{\frac{1}{n_1}+\frac{1}{n_2}} = 2.228\times\sqrt{5.6\left(\frac{1}{6}+\frac{1}{6}\right)} = 3.044$$

因 $\overline{x}-\overline{y}=14-12=2$,故两总体均数差的 95% 置信区间为 (2 ± 3.044) 或 $(-1.044,5.044)$.

12. 两化验员甲、乙各自独立地用相同的方法对某种聚合物的含氯量做了 10 次测量,分别求得测定值的样本方差为 $S_1^2=0.5419$,$S_2^2=0.6065$,设测定值总体分别服从正态分布 $N(\mu_1,\sigma_1^2)$ 和 $N(\mu_2,\sigma_2^2)$,试求方差比 σ_1^2/σ_2^2 的置信度为 0.95 的置信区间.

解 已知 $n_1=n_2=10$,$S_1^2=0.5419$,$S_2^2=0.6065$,给定 $\alpha=0.05$,自由度 $f_1=f_2=9$,查表得 $F_{0.025}(9,9)=4.03$,$F_{0.975}(9,9)=\dfrac{1}{4.03}$,

$$\frac{S_1^2}{S_2^2} = \frac{0.5419}{0.6065} = 0.89, \quad \frac{S_1^2/S_2^2}{F_{\alpha/2}} = \frac{0.89}{4.03} = 0.22, \quad \frac{S_1^2/S_2^2}{F_{1-\alpha/2}} = \frac{0.89}{1/4.03} = 3.587.$$

故所求方差比的 0.95 置信区间为 $(0.22,3.587)$.

13. 比较某药治疗流行性乙脑的疗效,将 72 名流行性乙脑患者随机分为试验组和对照组,得两组的退热天数均数和标准差如表 4-1 所示:

表 4-1 两组患者的退热天数

分组	n	$\overline{x}$	S
试验组	32	2.9	1.9
对照组	40	5.2	2.7

试估计该药退热效果的 95% 置信区间.

解 已知 $n_1=32$,$\overline{x}=2.9$,$S_1=1.9$,$n_2=40$,$\overline{y}=5.2$,$S_2=2.7$,作为大样本数据,用公式 $\left(\overline{x}-\overline{y}\pm u_{\frac{\alpha}{2}}\sqrt{\dfrac{S_1^2}{n_1}+\dfrac{S_2^2}{n_2}}\right)$ 计算. 计算量样本均数之差的标准误差

$$\hat{\sigma} = \sqrt{\frac{S_1^2}{n_1}+\frac{S_2^2}{n_2}} = \sqrt{\frac{1.9^2}{32}+\frac{2.7^2}{40}} = 0.5$$

该药退热效果用两样本均数之差表示为

$$\overline{x}-\overline{y} = 2.9-5.2 = -2.3$$

则

$$\left(\overline{x}-\overline{y}\pm u_{\frac{\alpha}{2}}\sqrt{\frac{S_1^2}{n_1}+\frac{S_2^2}{n_2}}\right) = (-2.3\pm 1.96\cdot 0.5) = (-3.3,-1.3)$$

也就是说,该药退热效果的 95% 置信区间为 $(-3.3,-1.3)$.

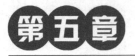

总体参数的假设检验

一、内 容 提 要

本章首先介绍了总体参数假设检验的基本原理——小概率原理. 小概率原理是和我们的实际生活经验相符合的. 人们常说,天上不会掉馅饼;在日常生活中,一个概率很小的事件在一次试验中通常也不会发生. 假设检验的方法是一种概率意义上的反证法. 但由于抽样的随机性,也由于小概率原理本身的特点(直接将一个出现概率很小的事件当成不会发生的事件),我们得到的检验结论有时也可能是错误的.

对于连续型的随机变量,本章主要讨论了单个正态总体均数 μ 与方差 σ^2 的假设检验,两个正态总体均数与方差的假设检验(配对比较的 t 检验、成组比较的 t 检验、方差齐性的检验);对于离散型的随机变量,本章介绍了总体率的假设检验,列联表的独立性检验和参照单位法. 上述统计方法是医药、管理、信息等领域中经常用到的统计方法.

二、基 本 概 念

假设检验是根据样本资料判断总体某个参数与一个确定数值是否有实质性差异,或同类型的两个总体的某参数是否有实质性差异等. 为了解决这些问题,数理统计中采取的办法是:先对总体作出某种假设,然后通过从总体中抽取与样本计算有关的统计量,以此来作出"拒绝假设"或"接受假设"的判断. 假设检验方法的主要依据是"小概率事件原理",即概率很小的事件(即小概率事件)在一次试验中几乎是不可能发生的.

设需要检验的总体参数为 θ,假设检验的一般步骤为:

(1) 依据实际问题的情况,作出所要检验的假设 $H_0 : \theta = \theta_0$.

(2) 在假定 H_0 为真的前提下,确定检验用的统计量 Q,检验统计量 Q 具有如下性质:① Q 含有待检验参数 θ;② Q 的分布已知;③ Q 的数值可以根据样本值求出.

(3) 根据实际问题的要求,预先给定小概率 α 的具体数值,并以此 α 值为准,算出检验统计量 Q 相应的取值范围,$P(Q_1 < Q < Q_2) = \alpha$,$Q_1$,$Q_2$ 称为临界值.

(4) 根据样本值计算检验统计量 Q 的值,若该值落在上述范围之外,根据小概率原理拒绝 H_0,认为在可靠性为 $1-\alpha$ 的条件下,参数 θ 的取值不等于 θ_0;反之,则不能拒绝 θ_0,即认为参数 θ 的取值为 θ_0.

根据实际要求预定的小概率 α 称为显著水平.

常用的参数检验方法有:

(一) 单个正态总体的参数检验

1. 均数 μ 的检验:

$H_0 : \mu = \mu_0$,作 u 检验(σ^2 已知),或作 t 检验(σ^2 未知),选择的统计量为

σ^2 已知,

$$u = \frac{\overline{X} - \mu}{\sigma / \sqrt{n}} \sim N(0,1) \tag{5-1}$$

σ^2 未知,

$$t = \frac{\overline{X} - \mu}{S / \sqrt{n}} \sim t(n-1) \tag{5-2}$$

2. 方差 σ^2 的检验:

$H_0 : \sigma^2 = \sigma_0^2$,作 χ^2 检验,选择的统计量为

$$\chi^2 = \frac{(n-1)S^2}{\sigma_0^2} \sim \chi^2(n-1) \tag{5-3}$$

(二) 两个正态总体的参数检验

1. 均数的检验：

(1) 配对比较：$H_0:\mu_d = 0$，作 t 检验，选择的统计量为

$$t = \frac{\bar{d} - \mu_d}{S_d / \sqrt{n}} \sim t(n-1) \tag{5-4}$$

(2) 成组(批)比较：$H_0:\mu_1 = \mu_2$，

当 σ_1^2, σ_2^2 已知时，作 u 检验，选择的统计量为

$$u = \frac{(\bar{X} - \bar{Y}) - (\mu_1 - \mu_2)}{\sqrt{\frac{\sigma_1^2}{n_1} + \frac{\sigma_2^2}{n_2}}} \sim N(0,1) \tag{5-5}$$

当 σ_1^2, σ_2^2 未知且 $\sigma_1^2 = \sigma_2^2$ 时，作 t 检验，选择的统计量为

$$t = \frac{(\bar{X} - \bar{Y}) - (\mu_1 - \mu_2)}{S_\omega \sqrt{\frac{1}{n_1} + \frac{1}{n_2}}} \sim t(n_1 + n_2 - 2) \tag{5-6}$$

$$S_\omega^2 = \frac{(n_1 - 1)S_1^2 + (n_2 - 1)S_2^2}{n_1 + n_2 - 2}$$

当 σ_1^2, σ_2^2 未知且 $\sigma_1^2 \neq \sigma_2^2$ 时，若为大样本，作 u 检验，选择的统计量为

$$u = \frac{(\bar{X} - \bar{Y}) - (\mu_1 - \mu_2)}{\sqrt{\frac{S_1^2}{n_1} + \frac{S_2^2}{n_2}}} \sim N(0,1) \tag{5-7}$$

若为小样本，作修正自由度的 t 检验，统计量为

$$t = \frac{(\bar{X} - \bar{Y}) - (\mu_1 - \mu_2)}{\sqrt{\frac{S_1^2}{n_1} + \frac{S_2^2}{n_2}}} \sim t(df) \tag{5-8}$$

自由度

$$df = \frac{(S_1^2/n_1 + S_2^2/n_2)^2}{\frac{(S_1^2/n_1)^2}{n_1 - 1} + \frac{(S_2^2/n_2)^2}{n_2 - 1}}$$

2. 方差的检验：

$H_0:\sigma_1^2 = \sigma_2^2$，作 F 检验，选择的统计量为

$$F = \frac{S_1^2}{S_2^2} \sim F(f_1, f_2) \tag{5-9}$$

(三) 离散型变量总体率的检验(大样本，正态近似法)

单个总体率的检验，$H_0: p = p_0$，选择的统计量为

$$u = \frac{\hat{p} - p_0}{\sqrt{\frac{p_0 q_0}{n}}} \sim N(0,1) \tag{5-10}$$

两个总体率的检验，$H_0: p_1 = p_2$，选择的统计量为

$$u = \frac{\hat{p}_1 - \hat{p}_2}{\sqrt{\hat{p}\hat{q}\left(\frac{1}{n_1} + \frac{1}{n_2}\right)}} \sim N(0,1) \tag{5-11}$$

$$\hat{p} = \frac{m_1 + m_2}{n_1 + n_2}, \quad \hat{q} = 1 - \hat{p}$$

(四) 列联表中的独立性检验

$$H_0: X \text{ 与 } Y \text{ 相互独立}$$

1. 2×2 列联表(四格表)中的独立性检验.

(1) 两个独立样本资料的四格表，作 χ^2 检验，自由度 $df = 1$，选择的统计量为

$$\chi^2 = \sum_{i,j=1}^{2,2} \frac{(\mid O_{ij} - E_{ij} \mid - 0.5)^2}{E_{ij}} = \frac{N(\mid O_{11}O_{22} - O_{12}O_{21} \mid - 0.5N)^2}{O_1. O_{\cdot 1} O_2. O_{\cdot 2}} \sim \chi^2(df) \tag{5-12}$$

(2) 配对四格表,作 χ^2 检验,自由度 $df = 1$,当 $O_{12} + O_{21} \geqslant 40$ 时,选择的统计量为

$$\chi^2 = \frac{(E_{12} - O_{21})^2}{E_{12}} + \frac{(E_{21} - O_{21})^2}{E_{21}} = \frac{(O_{12} - O_{21})^2}{O_{12} + O_{21}} \tag{5-13}$$

当 $O_{12} + O_{21} < 40$ 时,使用校正 χ^2 统计量进行检验,自由度 $df = 1$,统计量为

$$\chi^2 = \frac{(\mid E_{12} - O_{21} \mid - 0.5)^2}{E_{12}} + \frac{(\mid E_{21} - O_{21} \mid - 0.5)^2}{E_{21}} = \frac{(\mid O_{12} - O_{21} \mid - 1)^2}{O_{12} + O_{21}} \tag{5-14}$$

(3) 四格表的确切概率法:当 $N < 40$ 时,适用四格表的确切概率法,保持合计数 $O_{1.}, O_{2.}, O_{.1}, O_{.2}, N$ 不变的条件下,列出所有可能的四格表,按下式求出它们的概率,得到相应结论:

$$P = \frac{O_{1.}! O_{2.}! O_{.1}! O_{.2}!}{O_{11}! O_{12}! O_{21}! O_{22}! N!} \tag{5-15}$$

2. $R \times C$ 列联表中的独立性检验,自由度 $df = (R-1) \times (C-1)$,选择的统计量为

$$\chi^2 = \sum_{i,j=1}^{R,C} \frac{(O_{ij} - E_{ij})^2}{E_{ij}} = N \left(\sum_{i,j=1}^{R,C} \frac{O_{ij}^2}{O_{i.} O_{.j}} - 1 \right) \sim \chi^2(df) \tag{5-16}$$

(五) Ridit 分析(参照单位法)

有顺序性的按等级分类资料,适宜用 Ridit 分析. 通常选一个容量大的样本作基准,称为参照组,设参照组容量为 n,其他的样本称为比较组,其容量为 $n_{比}$. 前 $i-1$ 个等级的频率与 i 等级频率之半的和,称为 i 等级每个个体相应的 Ridit 值(简称 R 值)或参照单位,记为 R_i,即

$$R_i = f_1 + \cdots + f_{i-1} + \frac{1}{2} f_i \tag{5-17}$$

参照组 R 值的样本均数为 $\bar{R} = 0.5$.

若各等级个体数分别为 $m_{1比}, \cdots, m_{k比}$,则其 R 值的样本均数为

$$\bar{R}_{比} = \frac{1}{n_{比}} \sum_{i=1}^{k} R_i m_{i比} \tag{5-18}$$

参照组(或比较组) R 值的总体均数 μ_R 的置信区间为

$$\left(\bar{R} - u_{\frac{\alpha}{2}} \frac{1}{\sqrt{12n}}, \quad \bar{R} + u_{\frac{\alpha}{2}} \frac{1}{\sqrt{12n}} \right) \tag{5-19}$$

若某两组的置信区间无重叠部分,则这两组在显著水平 α 上差异有显著意义;若有重叠部分,则差异无显著意义. 差异显著时,若等级按"差"到"好"排列,则样本均数 $\bar{R}$ 较大的那组效果较佳;反之,则 $\bar{R}$ 较小的那组效果较佳.

三、习题五解答

1. 假设检验的步骤如何? 检验中最关键的是什么? 为什么?

答 假设检验的一般步骤如下:

(1) 根据实际问题提出原假设 H_0 和备择假设 H_1.

(2) 根据 H_0 的内容,选取适当的统计量,并在 H_0 成立的条件下确定该统计量的分布.

(3) 根据实际要求选取合适的显著性水平 α,根据统计量的分布查表,找出临界值,从而确定否定域.

(4) 由样本观测值算出统计量的值记为 Q,若 Q 属于否定域,则拒绝 H_0;否则,接受 H_0.

检验中最关键的是根据已给条件选取合适的统计量. 因为统计量决定临界值和其样本值,关系到最后的检验结果.

2. 双侧检验与单测检验有何区别和联系? 为什么?

答 单侧检验和双侧检验的思想方法和基本步骤一样. 不同的是双侧检验判断两数是否有差异,单侧检验比较两数的大小;并且临界值和拒绝域也不同.

3. 假设检验中为什么无论拒绝还是接受 H_0,都会犯错误? 试举例说明,欲使两类错误都较小,该怎么办?

答 当原假设为真,而按检验法则假设被拒绝,这叫弃真,属于第一类错误. 当原假设为假时,而按检验法则假设被接受,这叫取伪,属于第二类错误. 欲使两类错误都较小,唯一的办法就是增大样本量(举例略).

4. 某合成车间的产品在正常情况下含水量服从正态分布 $N(3.5, 0.11^2)$,现连续观察 5 批,均数为 3.3,试对总体均数 μ 检验($\alpha = 0.05$):

(1) $H_0 : \mu = 3.5$; (2) $H_0 : \mu = 3.5, H_1 : \mu < 3.5$.

解 这是对单个正态总体均数 μ 作检验，σ 已知，选择 u 检验.

(1) $H_0:\mu = 3.5$（双侧检验时备择假设可省略不写）

已知 $\sigma = 0.11$, $n = 5$, $\bar{x} = 3.3$,

$$u = \frac{\bar{x} - \mu}{\sigma/\sqrt{n}} = \frac{3.3 - 3.5}{0.11/\sqrt{5}} = -4.07$$

对 $\alpha = 0.05$，查表得 $u_{\frac{0.05}{2}} = 1.96$，因为 $|u| = 4.07 > 1.96 = u_{\frac{0.05}{2}}$，$P < 0.05$，所以拒绝 H_0，认为总体均数显著地不等于 3.5.

(2) $H_0:\mu = 3.5$, $H_1:\mu < 3.5$

同(1)，作左侧检验.

$$u = \frac{\bar{x} - \mu}{\sigma/\sqrt{n}} = \frac{3.3 - 3.5}{0.11/\sqrt{5}} = -4.07$$

对 $\alpha = 0.05$，查表得 $u_{0.05} = u_{\frac{0.10}{2}} = 1.64$，因为 $u = -4.07 < -1.64 = -u_{0.05}$，$P < 0.05$，所以拒绝 H_0，接受 H_1，认为总体均数显著地小于 3.5.

5. 某批大黄流浸膏的 5 个样品中的固体含量 $x(\%)$ 经测定为

$$32.5, 32.7, 32.4, 32.6, 32.4$$

设测定值服从正态分布. 若这批浸膏的固体含量为 32.5，问在 $\alpha = 0.10$ 下能否接受假设.

解 这是对单个正态总体均数 μ 作检验，σ 未知，选择 t 检验.

$$H_0:\mu = 32.5, \quad H_1:\mu \neq 32.5（双侧检验）$$

已知 $n = 5, \bar{x} = 32.52, S = 0.13$,

$$t = \frac{\bar{x} - \mu}{S/\sqrt{n}} = \frac{32.52 - 32.5}{0.13/\sqrt{5}} = 0.344$$

对 $\alpha = 0.10, df = n-1 = 4$，查表得 $t_{\frac{0.10}{2}}(4) = 2.132$，因为 $|t| = 0.344 < 2.132 = t_{\frac{0.10}{2}}(4)$，$P > 0.10$，所以接受 H_0，认为总体均数与 32.5 无显著性差异.

6. 某药品有效期为 3 年(1095 天)，现从改进配方后新生产的一批药品中任取 5 件留样观察，得有效期(天)为 1050,1100,1150,1250,1280. 已知该药原来的有效期 X 服从正态分布，试问该批药品有效期是否确有提高($\alpha = 0.05$)？

解 这是对单个正态总体均数 μ 作检验，σ 未知，选择 t 检验.

$$H_0:\mu = 1095, \quad H_1:\mu > 1095（右侧检验）$$

已知 $n = 5, \bar{x} = 1166, S = 97.62$,

$$t = \frac{\bar{x} - \mu}{S/\sqrt{n}} = \frac{1166 - 1095}{97.62/\sqrt{5}} = 1.63$$

对 $\alpha = 0.05, df = n-1 = 4$，查表得 $t_{0.05}(4) = 2.132$，因为 $t = 1.63 < 2.132 = t_{0.05}(4)$，$P > 0.05$，所以不能拒绝 H_0，认为该批药品有效期没有显著性提高.

7. 某制药厂生产复方维生素，要求每 50g 维生素中含铁 2400mg，现从某次生产过程中随机抽取 5 个样品，测得含铁量(mg/50g)为 2372,2409,2395,2399,2411. 问这批产品的含铁量是否合格($\alpha = 0.05$)？

解 这是对单个正态总体均数 μ 作检验，σ 未知，选择 t 检验.

$$H_0:\mu = 2400, \quad H_1:\mu \neq 2400（双侧检验）$$

已知 $n = 5, \bar{x} = 2397.2, S = 15.59$,

$$t = \frac{\bar{x} - \mu}{S/\sqrt{n}} = \frac{2397.2 - 2400}{15.59/\sqrt{5}} = -0.4$$

对 $\alpha = 0.05, df = n-1 = 4$，查表得 $t_{\frac{0.05}{2}}(4) = 2.776$，因为 $|t| = 0.4 < 2.776 = t_{\frac{0.05}{2}}(4)$，$P > 0.05$，所以接受 H_0，认为这批产品的含铁量合格.

8. 某电工器材厂生产一种保险丝，测量其熔化时间，并规定保险丝的熔化时间的方差不得超过 400. 今从一批产品中抽取 25 个产品作样本，并测得熔化时间的方差为 388.579. 试根据数据检验这批产品的方差是否符合要求 ($\alpha = 0.05$).

解 这是对单个正态总体方差 σ^2 作检验，选择 χ^2 检验.

$$H_0:\sigma^2 = 400, \quad H_1:\sigma^2 > 400（右侧检验）$$

已知 $n = 25, S^2 = 388.579$,

$$\chi^2 = \frac{(n-1)S^2}{\sigma^2} = \frac{(25-1) \times 388.579}{400} = 23.31$$

对 $\alpha = 0.05$, $df = n - 1 = 24$, 查表得 $\chi^2_{0.05}(24) = 36.415$, 因为 $\chi^2 = 23.31 < 36.415 = \chi^2_{0.05}(24)$, $P > 0.05$, 所以接受 H_0, 认为这批产品的方差符合要求.

9. 某中药研究所研究试用中药青兰在改变兔脑血流图方面所起的作用, 测得用药前后的数据如表 5-1 所示.

表 5-1

给药前	2.0	5.0	4.0	5.0	6.0
给药后	3.0	6.0	4.5	5.5	8.0

试分别用成组比较的 t 检验和配对比较的 t 检验处理数据, 说明青兰究竟有没有改变兔脑血流图的作用. 试问本题应该用哪一种方法检验为宜? 为什么? ($\alpha = 0.05$).

解 (1) 配对比较.

$$H_0 : \mu_d = 0 \text{(双侧检验)}$$

已知 $n = 5$, $\bar{d} = -1$, $S_d = 0.612$,

$$t = \frac{\bar{d} - \mu_d}{S_d / \sqrt{n}} = \frac{-1 - 0}{0.612 / \sqrt{5}} = -3.65$$

对 $\alpha = 0.05$, $df = n - 1 = 4$, 查表得 $t_{\frac{0.05}{2}}(4) = 2.776$, 因为 $|t| = 3.65 > 2.776 = t_{\frac{0.05}{2}}(4)$, $P < 0.05$, 所以拒绝 H_0, 认为青兰可以显著改变兔脑血流图.

(2) 成组比较. 首先作两总体方差齐性检验

$$H_0 : \sigma_1^2 = \sigma_2^2 \text{（F 检验）}$$

由样本计算得 $S_1^2 = 2.3$, $S_2^2 = 3.425$,

$$F = \frac{S_2^2}{S_1^2} = \frac{2.74}{1.84} = 1.489$$

对 $\alpha = 0.05$, $f_1 = f_2 = 4$, 查表得 $F_{\frac{0.05}{2}}(4,4) = 9.605$, 因为 $F = 1.489 < 9.605 = F_{\frac{0.05}{2}}$, $P > 0.05$, 所以接受 H_0, 认为两总体方差齐相同. 因此, 总体均数比较应采用 t 检验.

$$H_0 : \mu_1 = \mu_2, \quad H_1 : \mu_1 \neq \mu_2 \text{(双侧检验)}$$

由样本计算得 $\bar{x} = 4.4$, $\bar{y} = 5.4$,

$$S_\omega = \sqrt{\frac{(n_1 - 1)S_1^2 + (n_2 - 1)S_2^2}{n_1 + n_2 - 2}} = \sqrt{\frac{(5-1) \times 2.3 + (5-1) \times 3.425}{5 + 5 - 2}} = 1.692$$

$$t = \frac{(\bar{x} - \bar{y}) - (\mu_1 - \mu_2)}{S_\omega \sqrt{\frac{1}{n_1} + \frac{1}{n_2}}} = \frac{4.4 - 5.4}{1.692 \times \sqrt{\frac{1}{5} + \frac{1}{5}}} = -0.935$$

对 $\alpha = 0.05$, $df = n_1 + n_2 - 2 = 8$, 查表得 $t_{\frac{0.05}{2}}(8) = 2.306$, 因为 $|t| = 0.935 < 2.306 = t_{\frac{0.05}{2}}(8)$, $P > 0.05$, 所以接受 H_0, 认为青兰并不能显著改变兔脑血流图.

注意 配对比较与成组比较的结论不一样. 这里, 因样本是相关的配对资料, 不应采用成组比较的方法.

10. 随机将 20 个患者分成两组, 甲组 9 人服 A 种安眠药, 乙组 11 人服 B 种安眠药, 服药后, 睡眠时间各延长 X 和 Y, 并得数据如下: $\bar{x} = 2.33$, $S_x^2 = 3.912$, $\bar{y} = 0.75$, $S_y^2 = 1.476$. 试检验两药的疗效差异有无显著意义 (设总体方差相等, $\alpha = 0.05$).

解 总体方差相等, 总体均数比较应采用 t 检验.

$$H_0 : \mu_x = \mu_y, \quad H_1 : \mu_x \neq \mu_y \text{(双侧检验)}$$

$$S_\omega = \sqrt{\frac{(n_1 - 1)S_x^2 + (n_2 - 1)S_y^2}{n_1 + n_2 - 2}} = \sqrt{\frac{(9-1) \times 3.912 + (11-1) \times 1.476}{9 + 11 - 2}} = 1.6$$

$$t = \frac{\bar{x} - \bar{y}}{S_\omega \sqrt{\frac{1}{n_1} + \frac{1}{n_2}}} = \frac{2.33 - 0.75}{1.6 \times \sqrt{\frac{1}{9} + \frac{1}{11}}} = 2.197$$

对 $\alpha = 0.05$, $df = n_1 + n_2 - 2 = 18$, 查表得 $t_{\frac{0.05}{2}}(18) = 2.101$, 因为 $|t| = 2.197 > 2.101 = t_{\frac{0.05}{2}}(18)$, $P < 0.05$, 所以拒绝 H_0, 认为两药的疗效有显著性差异.

11. 浙江中医药大学在药用资源研究开发中, 对黑斑蛙抽样分析, 得到资料如表 5-2 所示. 问: 10 月份的黑斑蛙输卵管均重是否比 6 月份的大 (假设总体方差相等, $\alpha = 0.05$)?

表 5-2

时间	n	输卵管均重	方差
6月份	64	0.57	0.57
10月份	47	1.12	0.41

解　因样本较大,可以应用大样本的 u 检验.

$$H_0 : \mu_1 = \mu_2, \quad H_1 : \mu_1 < \mu_2$$

由样本计算得 $\bar{x} = 0.57, \bar{y} = 1.12, S_1^2 = 0.57, S_2^2 = 0.41, n_1 = 64, n_2 = 47$,

$$u = \frac{\bar{x} - \bar{y}}{\sqrt{\dfrac{S_1^2}{n_1} + \dfrac{S_2^2}{n_2}}} = \frac{0.57 - 1.12}{\sqrt{\dfrac{0.57}{64} + \dfrac{0.41}{47}}} = -4.14$$

对 $\alpha = 0.05$,查表得 $u_{0.05} = 1.64$,因为 $u = -4.14 < -1.64 = -u_{0.05}$,$P < 0.05$,所以拒绝 H_0,接受 H_1,认为 10 月份黑斑蛙输卵管均重大于 6 月份的.

12. 青蒿素研究中,各对 10 头小白鼠进行耐缺氧试验,资料如表 5-3 所示,问两组生存时间差异有无显著意义($\alpha = 0.1$).

表 5-3　青蒿素对小白鼠耐缺氧生存时间观察

	生存时间								
青蒿素组	17	17	27	33	22	20	72	34	33	62
溶媒组	94	94	10	91	61	27	37	33	16	26

解　首先作两总体方差齐性检验

$$H_0 : \sigma_1^2 = \sigma_2^2 \ (F \text{ 检验})$$

由样本计算得 $S_1^2 = 35.122, S_2^2 = 1108.989$,

$$F = \frac{S_2^2}{S_1^2} = \frac{1108.989}{355.122} = 3.092$$

对 $\alpha = 0.05, f_1 = f_2 = 9$,查表得 $F_{\frac{0.05}{2}}(9,9) = 4.03$,因为 $F = 3.092 < 4.03 = F_{\frac{0.05}{2}}$,$P > 0.05$,所以接受 H_0,认为两总体方差齐相同. 因此,总体均数比较应采用 t 检验.

$$H_0 : \mu_1 = \mu_2, \quad H_1 : \mu_1 \neq \mu_2 \ (\text{双侧检验})$$

由样本计算得 $\bar{x} = 33.7, \bar{y} = 48.9, n_1 = n_2 = 10$,

$$S_\omega = \sqrt{\frac{(n_1 - 1)S_1^2 + (n_2 - 1)S_2^2}{n_1 + n_2 - 2}} = \sqrt{\frac{(10 - 1) \times 355.122 + (10 - 1) \times 1108.989}{10 + 10 - 2}} = 27.057$$

$$t = \frac{(\bar{x} - \bar{y}) - (\mu_1 - \mu_2)}{S_\omega \sqrt{\dfrac{1}{n_1} + \dfrac{1}{n_2}}} = \frac{33.7 - 48.9}{27.057 \times \sqrt{\dfrac{1}{10} + \dfrac{1}{10}}} = -1.26$$

对 $\alpha = 0.10, df = n_1 + n_2 - 2 = 18$,查表得 $t_{\frac{0.10}{2}}(18) = 1.734$,因为 $|t| = 1.26 < 1.734 = t_{\frac{0.10}{2}}(18)$,$P > 0.05$,所以接受 H_0,认为两组生存时间差异无显著意义.

13. 测定功能性子宫出血症中实热组与虚寒组的免疫功能,其淋巴细胞转化比率如下,试比较两组的差别($\alpha = 0.05$).

实热组:0.709, 0.755, 0.655, 0.705, 0.723

虚寒组:0.617, 0.608, 0.623, 0.635, 0.593, 0.684, 0.695, 0.718, 0.606, 0.618

解　首先作两总体方差齐性检验

$$H_0 : \sigma_1^2 = \sigma_2^2 \ (F \text{ 检验})$$

由样本计算得 $S_1^2 = 0.00131, S_2^2 = 0.00186$,

$$F = \frac{S_2^2}{S_1^2} = \frac{0.00186}{0.00131} = 1.397$$

对 $\alpha = 0.05, f_1 = 4, f_2 = 9$,查表得 $F_{\frac{0.05}{2}}(9,4) = 8.90$,因为 $F = 1.397 < 8.90 = F_{\frac{0.05}{2}}$,$P > 0.05$,所以接受 H_0,认为两总体具有方差齐性. 因此,总体均数比较应采用 t 检验.

$H_0: \mu_1 = \mu_2$，　$H_1: \mu_1 \neq \mu_2$（双侧检验）

由样本计算得 $\overline{x} = 0.7094, \overline{y} = 0.6397, n_1 = 5, n_2 = 10$，

$$S_\omega = \sqrt{\frac{(n_1-1)S_1^2 + (n_2-1)S_2^2}{n_1 + n_2 - 2}} = \sqrt{\frac{(5-1) \times 0.00131 + (10-1) \times 0.00186}{5 + 10 - 2}} = 0.041$$

$$t = \frac{(\overline{x} - \overline{y}) - (\mu_1 - \mu_2)}{S_\omega \sqrt{\frac{1}{n_1} + \frac{1}{n_2}}} = \frac{0.7094 - 0.6397}{0.041 \times \sqrt{\frac{1}{5} + \frac{1}{10}}} = 3.093$$

对 $\alpha = 0.05, df = n_1 + n_2 - 2 = 13$，查表得 $t_{\frac{0.05}{2}}(13) = 2.160$，因为 $|t| = 3.093 > 2.160 = t_{\frac{0.05}{2}}(13)$，$P < 0.05$，所以拒绝 H_0，认为两组有显著性差异.

14. 为探索胃脘痛寒、热证的实质，寻找客观诊断指标，今测定胃脘痛热患者与健康人的胃脘温度（℃），其结果如下：

热证患者：$n_1 = 27, \overline{x} = 37.68, S_1 = 0.66$

健康人：$n_2 = 36, \overline{y} = 37.19, S_2 = 0.33$

问两组均数有无差别（$\alpha = 0.01$）？

解　首先作两总体方差齐性检验

$H_0: \sigma_1^2 = \sigma_2^2$（$F$ 检验）

$$F = \frac{S_1^2}{S_2^2} = \frac{0.66^2}{0.33^2} = 4$$

对 $\alpha = 0.01, f_1 = 26, f_2 = 35$，查表得 $F_{\frac{0.01}{2}}(26, 35) \approx 2.56$，因为 $F = 4 > 2.73 = F_{\frac{0.01}{2}}$，$P < 0.01$，所以拒绝 H_0，认为两总体方差不相同. 因此，总体均数比较应采用修正自由度的 t 检验.

$H_0: \mu_1 = \mu_2$，　$H_1: \mu_1 \neq \mu_2$（双侧检验）

$$t = \frac{(\overline{x} - \overline{y}) - (\mu_1 - \mu_2)}{\sqrt{\frac{S_1^2}{n_1} + \frac{S_2^2}{n_2}}} = \frac{37.68 - 37.19}{\sqrt{\frac{0.66^2}{27} + \frac{0.33^2}{36}}} = 3.540$$

$$df = \frac{(S_1^2/n_1 + S_2^2/n_2)^2}{\frac{(S_1^2/n_1)^2}{n_1 - 1} + \frac{(S_2^2/n_2)^2}{n_2 - 1}} = \frac{(0.66^2/27 + 0.33^2/36)^2}{\frac{(0.66^2/27)^2}{27 - 1} + \frac{(0.33^2/36)^2}{36 - 1}} \approx 36$$

对 $\alpha = 0.01, df = 36$，查表得 $t_{\frac{0.01}{2}}(36) \approx 2.719$，因为 $|t| = 3.540 > 2.719 = t_{\frac{0.01}{2}}(36)$，$P < 0.01$，所以拒绝 H_0，认为两组有极显著性差异.

15. 从两个正态总体 X, Y 中分别取容量为 9，11 的样本，算得 $\sum\limits_{i=1}^{9} (x_i - \overline{x})^2 = 96$，$\sum\limits_{i=1}^{11} (y_i - \overline{y})^2 = 45$. 试以显著水平 $\alpha = 0.05$ 检验两个总体的方差是否相等.

解　这是两个总体的方差齐性检验，选择 F 检验.

$H_0: \sigma_1^2 = \sigma_2^2$

$$n_1 = 9, \quad S_1^2 = \frac{1}{n_1 - 1} \sum_{i=1}^{n_1} (x_i - \overline{x})^2 = \frac{1}{8} \times 96 = 12$$

$$n_2 = 11, \quad S_2^2 = \frac{1}{n_2 - 1} \sum_{i=1}^{n_2} (y_i - \overline{y})^2 = \frac{1}{10} \times 45 = 4.5$$

$$F = \frac{S_1^2}{S_2^2} = \frac{12}{4.5} = 2.667$$

对 $\alpha = 0.05, f_1 = 8, f_2 = 10$，查表得 $F_{\frac{0.05}{2}}(8, 10) = 3.85$，因为 $F = 2.667 < 3.85 = F_{\frac{0.05}{2}}$，$P > 0.05$，所以接受 H_0，认为两总体方差相等.

16. 甲厂设计了一种测量仪器，用来测量某物体 11 次得 11 个数据，用乙厂的同类测量仪器测量同一物体，也得 11 个数据，两样本的方差分别为 $S_甲^2 = 3.789, S_乙^2 = 1.263$，问能否说乙厂仪器比甲厂的好（$\alpha = 0.05$）？

解　可以用波动性来评价仪器性能的好坏，若乙厂仪器比甲厂的好，则测量数据的波动性应比甲厂的小，即有 $\sigma_甲^2 > \sigma_乙^2$，这是两个总体的方差齐性检验，选择 F 检验.

$H_0: \sigma_甲^2 = \sigma_乙^2$，　$H_1: \sigma_甲^2 > \sigma_乙^2$（右侧检验）

$$n_甲 = n_乙 = 11, \quad F = \frac{S_甲^2}{S_乙^2} = \frac{3.789}{1.263} = 3$$

对 $\alpha = 0.05, f_甲 = f_Z = 10$,查表得 $F_{0.05}(10,10) = 2.98$,因为 $F = 3 > 2.98 = F_{0.05}, P < 0.05$,所以拒绝 H_0,接受 H_1,认为乙厂仪器性能优于甲厂仪器.

17. 某药厂规定某药丸潮解率不超过 0.1% 方能出厂.现任意抽取 1000 丸,发现有 2 丸潮解.试问这批药丸能否出厂($\alpha = 0.05$)?

解 $H_0: p = 0.01, H_1: p > 0.01$

$$\hat{p} = \frac{2}{1000} = 0.002, \quad u = \frac{\hat{p} - p_0}{\sqrt{\dfrac{p_0(1-p_0)}{n}}} = \frac{0.002 - 0.001}{\sqrt{\dfrac{0.001 \times 0.999}{1000}}} = 1.0005$$

$\alpha = 0.05, u_{0.05} = 1.64, u = 1.0005 < 1.64 = u_{0.05}, P > 0.05$,所以接受 H_0,这批药丸可以出厂.

18. 某中药改变剂型前曾在临床观察 152 例,治愈 129 例.改变剂型后,又在临床上观察 130 例,治愈 101 例.能否得出新剂型疗效不如旧剂型的结论($\alpha = 0.05$)?

解法一 正态近似法.

$H_0: p_1 = p_2, \quad H_1: p_1 > p_2$

$$\hat{p}_1 = \frac{m_1}{n_1} = \frac{129}{152} = 0.8487, \quad \hat{p}_2 = \frac{m_2}{n_2} = \frac{101}{130} = 0.7769$$

$$\hat{p} = \frac{m_1 + m_2}{n_1 + n_2} = \frac{129 + 101}{152 + 130} = \frac{230}{282} = 0.8156$$

$$u = \frac{\hat{p}_1 - \hat{p}_2}{\sqrt{\hat{p}(1-\hat{p})\left(\dfrac{1}{n_1} + \dfrac{1}{n_2}\right)}} = \frac{0.8487 - 0.7769}{\sqrt{0.8156 \times (1 - 0.8156) \times \left(\dfrac{1}{152} + \dfrac{1}{130}\right)}} = 1.55$$

对 $\alpha = 0.05$,查表得 $u_{0.05} = 1.64$,因为 $u = 1.55 < 1.64 = u_{0.05}, P > 0.05$,所以接受 H_0,不能得出新剂型疗效不如旧剂型的结论.

本题也可采用双侧检验.

解法二 列联表独立性检验.

$H_0:$ 疗效与剂型无关

$$\chi^2 = \frac{N(|O_{11} \cdot O_{22} - O_{12} \cdot O_{21}| - 0.5N)^2}{O_{1.} \times O_{2.} \times O_{.1} \times O_{.2}} = \frac{282(|129 \cdot 29 - 23 \cdot 101| - 141)^2}{152 \times 130 \times 230 \times 52} = 1.946$$

对 $\alpha = 0.05, f = 1$,查表得 $\chi^2_{0.05}(1) = 3.841$,因为 $\chi^2 = 1.946 < 3.841 = \chi^2_{0.05}(1), P > 0.05$,所以接受 H_0,结论同解法一.

19. 某院利用中草药制成止血粉二种,分别作犬股动脉横断止血试验.甲组 16 例,用第一种止血粉压迫 3min,止血成功 5 例.乙组 20 例,用第二种止血粉压迫 3min,成功 9 例.用列联表独立性检验判断两种止血粉效果是否一致($\alpha = 0.05$)?

解 $H_0:$ 止血效果与止血粉种类无关

$$\chi^2 = \frac{N(|O_{11} \cdot O_{22} - O_{12} \cdot O_{21}| - 0.5N)^2}{O_{1.} \times O_{2.} \times O_{.1} \times O_{.2}} = \frac{36(|5 \cdot 11 - 11 \cdot 9| - 18)^2}{16 \times 20 \times 14 \times 22} = 0.247$$

对 $\alpha = 0.05, f = 1$,查表得 $\chi^2_{0.05}(1) = 3.841$,因为 $\chi^2 = 0.247 < 3.841 = \chi^2_{0.05}(1), P > 0.05$,所以接受 H_0,认为两种止血粉止血效果一致.

20. 用甲、乙两法对 50 份血样进行化验,两法都是阳性的有 32 例,两法都是阴性的有 9 例,甲法阳性而乙法阴性的有 6 例,甲法阴性而乙法阳性的有 3 例,如表 5-4 所示.试问两法的阳性检出率有无差异?(提示:用配对四格表的独立性检验法.)

表 5-4

甲法	乙法		合计
	阳性(＋)	阴性(－)	
阳性(＋)	32	6	38
阴性(－)	3	9	12
合计	35	15	50

解 这是配对四格表,并且 $O_{12} + O_{21} = 6 + 3 = 9 < 40$,可使用校正 χ^2 统计量进行检验.

$$\chi^2 = \frac{(|O_{12} - O_{21}| - 1)^2}{O_{12} + O_{21}} = \frac{(|6-3|-1)^2}{6+3} = \frac{4}{9} = 0.444$$

对 $\alpha = 0.05, f = 1$, 查表得 $\chi_{0.05}^2(1) = 3.841$, 因为 $\chi^2 = 0.444 < 3.841 = \chi_{0.05}^2(1)$, $P > 0.05$, 所以接受 H_0, 认为甲、乙两法的阳性检出率无显著性差异.

21. 有 20 例急性心肌梗死并发休克的患者, 分别用西医及中西医结合方法抢救资料如表 5-5 所示, 试问两组疗效是否有差别?(提示:用四格表的确切概率法.)

表 5-5　两法治疗心肌梗死并发休克的结果比较表

组别	康复数	死亡数	合计
西医组	6	5	11
中西医结合组	9	0	9
合计	15	5	20

解　这是一个四格表, 由于样本数太少($N = 20$), 并且有一个格的实际观察值为 0, 所以适宜应用 Fisher 确切概率检验法.

H_0: 两种方法无显著性差异

计算现在表中的理论数与观察数之差的绝对值, $D = |O - E| = 2.25$, 用西医方法抢救 11 人, 用中西医方法抢救 9 人, 共康复 15 人, 死亡 5 人, 保持这四个合计数不变, 改变中间四格的数据, 得到全部的四格表, 每个四格表的概率按

$$P = \frac{O_{1.}!O_{2.}!O_{.1}!O_{.2}!}{O_{11}!O_{12}!O_{21}!O_{22}!N!}$$

计算, 具体计算结果如表 5-6 所示:

表 5-6

序号(表号)	四格表	O_{11}	西医组患者数 $O_{1.}$	康复患者数 $O_{.1}$	$E_{11} = \dfrac{O_{1.}O_{.1}}{N}$	$\|O_{11} - E_{11}\|$	P
→1	6　5 9　0	6	11	15	8.25	2.25 *	0.0298
2	7　4 8　1	7	11	15	8.25	1.25	
3	8　3 7　2	8	11	15	8.25	0.25	
4	9　2 6　3	9	11	15	8.25	0.75	
5	10　1 5　4	10	11	15	8.25	1.75	
6	11　0 4　5	11	11	15	8.25	2.75 *	0.0081

注:打上"→"号的表示实际观察到的四格表数据, 打上"*"号的即是该四格表数据满足条件 $|O - E| \geqslant D = 2.25$, 最后一列是它相应的概率.

$$P = 0.0298 + 0.0081 = 0.0379 < 0.05$$

应该拒绝 H_0, 认为两组疗效有显著性差异.

22. 用中草药配置的 2 号处方, 治疗某病, 一、二、三疗程的疗效数据如表 5-7 所示, 试判断三个疗程的有效率是否有显著性差异($\alpha = 0.05$).

表 5-7

疗效	疗程			合计
	一	二	三	
有效	82	130	56	268
无效	28	20	7	55

解 H_0：疗效与疗程无关

$$\chi^2 = N\left(\sum_{i,j=1}^{2,3} \frac{O_{ij}^2}{O_{i.} \times O_{.j}} - 1\right) = 8.539$$

对 $\alpha = 0.05$，$f = (R-1)\times(C-1) = 1\times2 = 2$，查表得 $\chi^2_{0.05}(2) = 5.991$，因为 $\chi^2 = 8.539 > 5.991 = \chi^2_{0.05}(2)$，$P < 0.05$，所以拒绝 H_0，认为不同疗程的疗效有显著性差异.

23. 将某药做成 4 种剂型，考察临床显效率，数据如表 5-8 所示，试判断 4 种剂型显效率是否有显著性差异（$\alpha = 0.05$）？

表 5-8

剂型	1	2	3	4
观察例数	80	53	61	40
显效例数	42	18	25	21

解 根据题中数据，列 2×4 列联表如表 5-9 所示：

表 5-9

疗效＼剂型	1	2	3	4	合计
显效例数	42	18	25	21	106
非显效例数	38	35	36	19	128
合计	80	53	61	40	234

H_0：治疗结果与剂型无关

$$\chi^2 = N\left(\sum_{i,j=1}^{2,4} \frac{O_{ij}^2}{O_{i.} \times O_{.j}} - 1\right) = 5.719$$

对 $\alpha = 0.05$，$f = (R-1)\times(C-1) = 1\times3 = 3$，查表得 $\chi^2_{0.05}(3) = 7.815$，因为 $\chi^2 = 5.719 < 7.815 = \chi^2_{0.05}(3)$，$P > 0.05$，所以接受 H_0，认为不同剂型的疗效无显著性差异.

*24. 某医院在进行颅脑手术过程中，采用 A（颞髎穴），B（颞髎穴＋体穴），C（体穴），D（耳穴＋体穴或耳穴）4 种不同的针麻穴位，效果如表 5-10 所示，试判断哪种方案最好（$\alpha = 0.05$）.

表 5-10

方案	疗效			
	优	良	尚可	失败
A	31	12	9	2
B	37	33	34	1
C	81	153	120	13
D	27	32	27	7

解 将 4 种方案所得数据合并，以合并组作为参照组，$N = 619$，计算合并组的 R 值，如表 5-11 所示. 以合并组的 R 值作标准，分别计算 A 组、B 组、C 组、D 组的 R 值的均数 $\bar{R}_A, \bar{R}_B, \bar{R}_C, \bar{R}_D$.

表 5-11

疗效	优	良	尚可	失败	合计
合并例数	176	230	190	23	619
频率	0.2843	0.3716	0.3069	0.0372	
R 值	0.1422	0.4701	0.8094	0.9814	

本题各组 R 计算如下：

$$\bar{R}_合 = (1.76 \times 0.1422 + 230 \times 0.4701 + 190 \times 0.8094 + 23 \times 0.9814)/619 = 0.5000$$

$$\bar{R}_A = (31 \times 0.1422 + 12 \times 0.4701 + 9 \times 0.8094 + 2 \times 0.9814)/54 = 0.3573$$

$$\bar{R}_B = (37 \times 0.1422 + 33 \times 0.4701 + 34 \times 0.8094 + 1 \times 0.9814)/105 = 0.4693$$

$$\bar{R}_C = (81 \times 0.1422 + 153 \times 0.4701 + 120 \times 0.8094 + 13 \times 0.9814)/367 = 0.5268$$

$$\bar{R}_D = (27 \times 0.1422 + 32 \times 0.4701 + 27 \times 0.8094 + 7 \times 0.9814)/93 = 0.5119$$

由各组 R 值与例数，可得各组 95% 可信限如下：

A 方案组

$$\bar{R}_A \pm u_{\frac{\alpha}{2}} \frac{1}{\sqrt{12n}} = 0.3573 \pm \frac{1.96}{\sqrt{12 \times 54}} = 0.3573 \pm 0.0770 = (0.2803, 0.4343)$$

B 方案组

$$\bar{R}_B \pm u_{\frac{\alpha}{2}} \frac{1}{\sqrt{12n}} = 0.4693 \pm \frac{1.96}{\sqrt{12 \times 105}} = 0.4693 \pm 0.0552 = (0.4141, 0.5245)$$

C 方案组

$$\bar{R}_C \pm u_{\frac{\alpha}{2}} \frac{1}{\sqrt{12n}} = 0.5268 \pm \frac{1.96}{\sqrt{12 \times 367}} = 0.5268 \pm 0.0295 = (0.4973, 0.5563)$$

D 方案组

$$\bar{R}_D \pm u_{\frac{\alpha}{2}} \frac{1}{\sqrt{12n}} = 0.5119 \pm \frac{1.96}{\sqrt{12 \times 93}} = 0.5119 \pm 0.0587 = (0.4532, 0.5706)$$

根据以上 4 个区间可以看出

A 组的区间与 C 组、D 组都不重叠，差异有显著意义.

由于疗效等级从优到差排列，$\bar{R}$ 值较小的组疗效较好，本题中，A 方案(颧髎穴)效果较好，C 方案(体穴)、D 方案(耳穴＋体穴或耳穴)效果较差.

*25. 为研究慢性气管炎与吸烟量的关系，调查 272 人，结果如表 5-12 所示，试问慢性气管炎与吸烟量是否有关($\alpha = 0.1$)？

表 5-12

组别	日吸烟量(支)		
	0~10	10~20	>20
患病	22	98	25
健康	22	89	16

解 将患病组、健康组所得数据合并，以合并组作为参照组，$N = 272$，计算合并组的 R 值，如表 5-13 所示：

表 5-13

组别	日吸烟量(支)		
	0~10	10~20	>20
患病	22	98	25
健康	22	89	16
合计	44	187	41
合并组频率 f	44/272	187/272	41/272
合并组 R	0.0809	0.5055	0.9246

以合并组的 R 值作标准，分别计算患病组、健康组 R 值的均数 $\bar{R}_{患病}$，$\bar{R}_{健康}$，本题各组 R 计算如下：

$$\bar{R}_合 = (44 \times 0.0809 + 187 \times 0.5055 + 41 \times 0.9246)/272 = 0.5000$$

$$\bar{R}_{患病} = (22 \times 0.0809 + 98 \times 0.5055 + 25 \times 0.9246)/145 = 0.5133$$

$$\bar{R}_{健康} = (22 \times 0.0809 + 89 \times 0.5055 + 16 \times 0.9246)/127 = 0.4847$$

由各组 R 值与例数，可得各组 95% 可信限如下：

患病组
$$\overline{R}_{患病} \pm u_{\frac{\alpha}{2}} \frac{1}{\sqrt{12n}} = 0.5133 \pm \frac{1.96}{\sqrt{12 \times 145}} = 0.5133 \pm 0.0470 = (0.4663, 0.5603)$$

健康组
$$\overline{R}_{健康} \pm u_{\frac{\alpha}{2}} \frac{1}{\sqrt{12n}} = 0.4847 \pm \frac{1.96}{\sqrt{12 \times 127}} = 0.4847 \pm 0.0502 = (0.4345, 0.5349)$$

根据以上两个区间可以看出

患病组的区间与健康组的区间重叠,差异没有显著意义.

四、补充习题及解答

1. 某厂生产一种轴承,在正常情况下强度检验显示其承受的压强服从 $N(8000, 400^2)$ 分布(单位为 kPa).显然,压强过低,产品不合格,通不过检验;压强过高,成本又会增加.因此,生产过程中管理人员就要经常进行抽样检验,以判断生产是否正常.现抽取样品 100 件,测得这 100 件样品的均值为 7900 kPa.问在显著性水平 $\alpha = 0.05$ 下,生产是否正常?

解 据题意,
$$H_0 : \mu = 8000, \quad H_1 : \mu \neq 8000$$

σ 已知,选择 u 检验.

已知 $\sigma = 400, n = 100, \overline{x} = 7900$,
$$u = \frac{\overline{x} - \mu_0}{\sigma/\sqrt{n}} = \frac{7900 - 8000}{400/\sqrt{100}} = -2.5$$

对 $\alpha = 0.05$,查表得 $u_{\frac{0.05}{2}} = 1.96$,因为 $|u| = 2.5 > 1.96 = u_{\frac{0.05}{2}}, P < 0.05$,所以拒绝 H_0,认为生产状况不正常.

2. 某种内服药有使患者血压升高的副作用.已知旧药使血压的升高幅度服从均值为 22 的正态分布,现研制出一种新药,并测量了 10 名服用新药患者的血压,记录血压升高的幅度如下:
$$18, 24, 23, 15, 18, 15, 17, 21, 16, 15$$
问这组数据能否支持"新药的副作用小"这一结论($\alpha = 0.05$)?

解 根据题意,我们希望新药的副作用会有所减小,因此可设
$$H_0 : \mu = 22, \quad H_1 : \mu < 22$$
这是一个左侧检验问题. σ 未知,选择 t 检验.

已知 $n = 10, \overline{x} = 18, S = \sqrt{\frac{1}{10-1} \sum_{i=1}^{10} (x_i - \overline{x})^2} = 3.36$,
$$t = \frac{\overline{x} - \mu_0}{S/\sqrt{n}} = \frac{18 - 22}{3.36/\sqrt{10}} = -3.576$$

对 $\alpha = 0.05, f = n - 1 = 9$,查表得 $t_{0.05}(9) = 1.833$,因为 $t = -3.576 < -1.833 = -t_{0.05}, P < 0.05$,所以拒绝 H_0,接受 H_1,认为新药的副作用小.

3. 某工厂生产的汽车轮胎规定平均行驶的里程数大于 12000km,在出口一批轮胎时,为保证该厂产品的信誉,随机抽取了 100 个轮胎,测得平均行驶里程数 14500km,其标准差为 2400km,在 $\alpha = 0.01$ 下,试判断这批轮胎是否合格?

解法一 依题意,希望这批轮胎是合格的,平均行驶里程应在 12000km 以上,即设
$$H_0 : \mu = 12000, \quad H_1 : \mu > 12000$$
这是一个右侧检验问题. σ 未知,选择 t 检验.

已知 $n = 100, \overline{x} = 14500, S = 2400$,
$$t = \frac{\overline{x} - \mu_0}{S/\sqrt{n}} = \frac{14500 - 12000}{2400/\sqrt{100}} = 10.417$$

对 $\alpha = 0.01, f = n - 1 = 99$,查表得 $t_{0.01}(99) \approx 2.36$,因为 $t = 10.417 > 2.36 = t_{0.01}, P < 0.01$,所以拒绝 H_0,接受 H_1,认为这批轮胎合格.

解法二 由于 $n = 100$,这是大样本情形,统计量 $\dfrac{\overline{x} - \mu_0}{S/\sqrt{n}}$ 渐近标准正态分布.

$$u = \frac{\overline{x} - \mu_0}{S/\sqrt{n}} = \frac{14500 - 12000}{2400/\sqrt{100}} = 10.417$$

对 $\alpha = 0.01$,查表得 $u_{0.01} = 2.33$,因为 $u = 10.417 > 2.33 = u_{0.01}$, $P < 0.01$,所以拒绝 H_0 ,接受 H_1 ,认为这批轮胎合格.

4. 某公司生产工业用轴承,规定其标准内径为 10cm,标准差不超过 0.3cm,为此,管理人员需经常检查其生产过程是否正常,即产品质量是否符合要求. 今在生产过程中随机抽取了 20 件产品,测得其平均直径为 10.05cm,标准差为 0.2cm. 问在 0.05 显著性水平下,能否判断该生产过程是正常的(轴承内径服从正态分布).

解 根据题意,生产过程正常时,其标准差应不超过 0.3cm,平均直径应与 10cm 没有显著差异,因此该检验问题实际上既需要检验方差,又需要检验均数.

首先,检验总体方差. 由题意,可设
$$H_0 : \sigma = 0.3, \quad H_1 : \sigma < 0.3$$
这是一个单边左侧检验问题.

已知 $n = 20, S = 0.2$,
$$\chi^2 = \frac{(n-1)S^2}{\sigma^2} = \frac{(20-1) \times 0.2^2}{0.3^2} = 8.44$$

对 $\alpha = 0.05, f = n - 1 = 19$,查表得 $\chi^2_{1-0.05}(19) = 10.12$,因为 $\chi^2 = 8.44 < 10.12 = \chi^2_{0.95}$, $P < 0.05$,所以拒绝 H_0 ,接受 H_1 ,认为标准差应小于 0.3cm.

其次,检验总体均数. 由于轴承内径既不能太大,又不能太小,所以可设
$$H_0 : \mu = 10, \quad H_1 : \mu \neq 10$$
这是一个双侧检验问题.

$$t = \frac{\overline{x} - \mu_0}{S/\sqrt{n}} = \frac{10.05 - 10}{0.2/\sqrt{20}} = 1.118$$

对 $\alpha = 0.05, f = n - 1 = 19$,查表得 $t_{\frac{0.05}{2}}(19) = 2.093$,因为 $|t| = 1.118 < 2.093 = t_{\frac{0.05}{2}}$, $P > 0.05$,所以接受 H_0 ,认为平均内径与 10cm 没有显著差异.

综合以上结果,可以得出结论:生产过程是正常的.

5. 有 14 例冠心病患者给以高压氧治疗,治疗前后作同位数冠状循环指数测定,结果观察到平均指数差值为 0.49,标准差为 0.549,试问高压氧治疗前后冠状循环指数有无极显著差异?

解 这是一个配对比较问题,设检验假设
$$H_0 : \mu_d = 0 \text{(双侧检验)}$$
已知 $n = 14, \overline{d} = 0.49, S_d = 0.549$,
$$t = \frac{\overline{d} - \mu_d}{S_d/\sqrt{n}} = \frac{0.49 - 0}{0.549/\sqrt{14}} = 3.34$$

对 $\alpha = 0.01, f = n - 1 = 13$,查表得 $t_{\frac{0.01}{2}}(13) = 3.012$,因为 $|t| = 3.34 > 3.012 = t_{\frac{0.01}{2}}(13)$, $P < 0.01$,所以拒绝 H_0 ,认为高压氧治疗前后冠状循环指数有极显著差异.

6. 从一批灯泡中取出 20 个,它们的平均使用时数为 1832,样本标准差为 497. 再从另一批灯泡中取出 25 个,算得平均使用时数为 1261,样本标准差为 501. 设两批灯泡总体方差相等,试问两批灯泡使用时数的总体均数有无极显著差异?

解 $H_0 : \mu_1 = \mu_2, \quad H_1 : \mu_1 \neq \mu_2$ (双侧检验)

已知 $n_1 = 20, n_2 = 25, \overline{x} = 1832, \overline{y} = 1261, S_1 = 497, S_2 = 501$,

$$S_\omega = \sqrt{\frac{(n_1-1)S_1^2 + (n_2-1)S_2^2}{n_1 + n_2 - 2}} = \sqrt{\frac{(20-1) \times 497^2 + (25-1) \times 501^2}{20 + 25 - 2}} = 499.24$$

$$t = \frac{(\overline{x} - \overline{y}) - (\mu_1 - \mu_2)}{S_\omega \sqrt{\dfrac{1}{n_1} + \dfrac{1}{n_2}}} = \frac{1832 - 1261}{499.24 \times \sqrt{\dfrac{1}{20} + \dfrac{1}{25}}} = 3.81$$

对 $\alpha = 0.01, df = n_1 + n_2 - 2 = 43$,查表得 $t_{\frac{0.01}{2}}(43) \approx 2.57$,因为 $|t| = 3.81 > 2.57 = t_{\frac{0.01}{2}}$, $P < 0.01$,所以拒绝 H_0 ,认为两批灯泡使用时数的总体均数有极显著差异.

7. 据了解,过去精神抑郁症在人群中的发生率为 0.1%,现用某种药物治疗 40 人,其中 1 人出现精神抑郁症. 试问该药是否会引起精神抑郁症($\alpha=0.05$)?

解 H_0:该药不会引起精神抑郁症

即 $p=0.1\%$.

这是小样本时总体率的假设检验问题,可以利用二项分布直接计算 H_0 成立时,40 人中至少出现 1 例精神抑郁症患者的概率.

X 表示出现精神抑郁症的人数,则 $X\sim B(n,p)$,$n=40$,$p=0.1\%$.

$$P(X\geqslant 1)=1-P(x=0)$$
$$=1-C_{40}^0 0.001^0(1-0.001)^{40}$$
$$=0.03923$$

$P(X\geqslant 1)=0.03923<0.05$

说明若 H_0 成立时,40 人中出现 1 例或 1 例以上精神抑郁症患者几乎是不会发生的,因而拒绝 H_0,即可以认为 40 个服药人中出现的 1 例抑郁症与服药有关,应停止临床应用该药物.

8. 抽检两个不同型号的产品质量,记录到的数据如表 5-14 所示.

表 5-14

质量	型号		合计
	型号 A	型号 B	
合格	4	8	12
不合格	2	2	4
合计	6	10	16

问:不同型号的产品质量是否有显著性差异($\alpha=0.05$)?

解 这是一个四格表,由于样本数 $N=16$,适宜应用 Fisher 确切概率检验法.

H_0:两种型号的产品质量无显著性差异

计算现在表 5-14 中的理论数与观察数之差的绝对值,$D=|O-E|=0.5$,型号 A 共 6 个产品,型号 B 共 10 个产品,合格品共 12 个,不合格品共 4 个,保持这 4 个合计数不变,改变中间四格的数据,得到全部的四格表,每个四格表的概率按(5-15)式计算,具体计算结果如表 5-15 所示.

表 5-15

序号(表号)	四格表	O_{11}	合格产品数 $O_{1\cdot}$	A 型号产品数 $O_{\cdot 1}$	$E_{11}=\dfrac{O_{1\cdot}O_{\cdot 1}}{N}$	$\mid O_{11}-E_{11}\mid$	P
1	6 6 / 0 4	6	12	6	4.5	1.5★	0.1154
2	5 7 / 1 3	5	12	6	4.5	0.5★	0.3956
→3	4 8 / 2 2	4	12	6	4.5	0.5★	0.3709
4	3 9 / 3 1	3	12	6	4.5	1.5★	0.1099
5	2 10 / 4 0	2	12	6	4.5	2.5★	0.0082

注:打上"→"号的表示实际观察到的四格表数据,打上"★"号的即是该行数据所在的四格表满足条件 $\mid O-E\mid\geqslant D=0.5$,最后一列是它相应的概率.

$$P=0.1154+0.3956+0.3709+0.1099+0.0082=1.000>0.05$$

应该接受 H_0.

9. 用甲、乙两种疗法治疗某种疾病,其结果如表 5-16 所示,试分析甲、乙两种疗法有无显著性差异.

表 5-16 用甲、乙两种疗法治疗某种疾病疗效对比

疗 效 疗 法	治愈	显效	好转	无效	合计
甲法	20	40	10	30	100
乙法	24	12	28	16	80
合计	44	52	38	46	180

解法一 运用 χ^2 检验分析.

H_0:甲、乙两种疗法疗效相同

$$\chi^2 = N\left(\sum_{i,j=1}^{2,4} \frac{O_{ij}^2}{O_{i.} \times O_{.j}} - 1\right) = 26.331$$

对 $\alpha = 0.01$,$f = (R-1) \times (C-1) = 1 \times 3 = 3$,查表得 $\chi^2_{0.01}(3) = 11.345$,因为 $\chi^2 = 26.331 > 11.345 = \chi^2_{0.01}(3)$,$P < 0.01$,所以拒绝 H_0,认为不同疗法的疗效有极显著性差异. 如何判定哪种疗法效果好呢? χ^2 检验不能明确回答. 另外,由表 5-16 的构成比来看,两种疗法的效果好像无太大的差别,为什么差异又极显著呢? 下面用 Ridit 检验法分析一下.

解法二 用 Ridit 检验法分析(表 5-17).

表 5-17 用甲、乙两种疗法治疗某种疾病疗效对比

疗 效 疗 法	治愈	显效	好转	无效	合计
甲法(1)	20	40	10	30	100
乙法(2)	24	12	28	16	80
合计(3)	44	52	38	46	180
频率 f(4)	22/180	52/180	38/180	46/180	180
R(5)	0.122	0.389	0.639	0.872	180

取合并组为参照组,计算合并组的 Ridit 值,如表 5-17 所示,

$$\bar{R} = (44 \times 0.122 + 52 \times 0.389 + 38 \times 0.639 + 46 \times 0.872)/180 = 0.50$$

以合并组的 Ridit 值作标准,分别计算甲、乙治疗组 Ridit 值的均数 $\bar{R}_1$,$\bar{R}_2$,

$$\bar{R}_1 = (20 \times 0.122 + 40 \times 0.389 + 10 \times 0.639 + 30 \times 0.872)/100 = 0.5055$$

$$\bar{R}_2 = (24 \times 0.122 + 12 \times 0.389 + 28 \times 0.639 + 16 \times 0.872)/80 = 0.4930$$

由各组 R 值与例数,可得各组 95% 可信限如下:

甲治疗组 μ_R 的 95% 置信区间为

$$\bar{R}_1 \pm u_{\frac{\alpha}{2}} \frac{1}{\sqrt{12n}} = 0.5055 \pm \frac{1.96}{\sqrt{12 \times 100}} = (0.4481, 0.5621)$$

乙治疗组 μ_R 的 95% 置信区间为

$$\bar{R}_2 \pm u_{\frac{\alpha}{2}} \frac{1}{\sqrt{12n}} = 0.4930 \pm \frac{1.96}{\sqrt{12 \times 80}} = (0.4297, 0.5563)$$

因为两个置信区间有重叠部分,所以两组的疗效无显著性差异.

或者,也可以直接进行假设检验:

$$H_0: u_{R_1} = u_{R_2}$$

因为 $\bar{R}_1 \sim N\left(u_{R_1}, \frac{1}{12n_1}\right)$,$\bar{R}_2 \sim N\left(u_{R_2}, \frac{1}{12n_2}\right)$,所以

$$\bar{R}_1 - \bar{R}_2 \sim N\left[u_{R_1} - u_{R_2}, \frac{1}{12}\left(\frac{1}{n_1} + \frac{1}{n_2}\right)\right]$$

$$u = \frac{\bar{R}_1 - \bar{R}_2 - (u_{R_1} - u_{R_2})}{\sqrt{\frac{1}{12}\left(\frac{1}{n_1} + \frac{1}{n_2}\right)}} \sim N(0, 1)$$

$$u = \frac{\bar{R}_1 - \bar{R}_2 - (u_{R_1} - u_{R_2})}{\sqrt{\frac{1}{12}\left(\frac{1}{n_1} + \frac{1}{n_2}\right)}} = \frac{0.5055 - 0.4930}{\sqrt{\frac{1}{12}\left(\frac{1}{100} + \frac{1}{80}\right)}} = 0.289$$

对 $\alpha = 0.05$，查表得 $u_{\frac{0.05}{2}} = 1.96$，因为 $|u| = 0.289 < 1.96 = u_{\frac{0.05}{2}}$，$P > 0.05$，所以接受假设 H_0，即可以认为两组的疗效无显著性差异.

为什么两种方法得到的结论不一致呢？因为这里分析的是等级顺序分组资料，请读者注意：等级顺序分组资料不适合用 χ^2 检验，而应当用 Ridit 检验法(参照单位法).

10. 4 种疗法治疗溃疡病的疗效如表 5-18 所示，试比较其疗效.

表 5-18　4 种疗法治疗溃疡病的疗效

疗法 ＼ 疗效	治愈	显效	好转	无效	合计
组 1	15	8	9	4	36
组 2	10	11	20	13	54
组 3	16	13	9	2	40
组 4	214	93	39	4	350

注：组 1 为单纯西药组(简称西组)，组 2 为单纯中药组(简称中组)，组 3 为辨证分型中草药组(简称辨中组)，组 4 为辨证分型中西医结合组(简称辨中西组).

解　选组 4，即辨证分型中西医结合组为参照组，并计算其 R 值如表 5-19 所示.

表 5-19　参照组 R 值计算表

疗法 ＼ 疗效	治愈	显效	好转	无效	合计
组 1	15	8	9	4	36
组 2	10	11	20	13	54
组 3	16	13	9	2	40
组 4	214	93	39	4	350
组 4 频率 f	214/350	93/350	39/350	4/350	1.00
组 4 R	0.306	0.744	0.933	0.994	

$N = 350$. 以参照组 R 值作标准，分别计算组 1，组 2，组 3 的 R 值的均数 $\bar{R}_1$，$\bar{R}_2$，$\bar{R}_3$.

本题各组 R 计算如下：

$$\bar{R}_4 = (214 \times 0.306 + 93 \times 0.744 + 39 \times 0.933 + 4 \times 0.994)/350 = 0.500$$

$$\bar{R}_1 = (15 \times 0.306 + 8 \times 0.744 + 9 \times 0.933 + 4 \times 0.994)/36 = 0.636$$

$$\bar{R}_2 = (10 \times 0.306 + 11 \times 0.744 + 20 \times 0.933 + 13 \times 0.994)/54 = 0.793$$

$$\bar{R}_3 = (16 \times 0.306 + 13 \times 0.744 + 9 \times 0.933 + 2 \times 0.994)/40 = 0.624$$

由各组 R 值与例数，可得各组 95% 可信限如下：

组 4(辨证分型中西医结合组)

$$\bar{R}_4 \pm u_{\frac{\alpha}{2}} \frac{1}{\sqrt{12n}} = 0.500 \pm \frac{1.96}{\sqrt{12 \times 350}} = 0.500 \pm 0.030 = (0.470, 0.530)$$

组 1(单纯西药组)

$$\bar{R}_1 \pm u_{\frac{\alpha}{2}} \frac{1}{\sqrt{12n}} = 0.636 \pm \frac{1.96}{\sqrt{12 \times 36}} = 0.636 \pm 0.094 = (0.542, 0.730)$$

组 2(单纯中药组)

$$\overline{R}_2 \pm u_{\frac{\alpha}{2}} \frac{1}{\sqrt{12n}} = 0.793 \pm \frac{1.96}{\sqrt{12 \times 54}} = 0.793 \pm 0.077 = (0.716, 0.870)$$

组 3(辨证分型中草药组)

$$\overline{R}_3 \pm u_{\frac{\alpha}{2}} \frac{1}{\sqrt{12n}} = 0.624 \pm \frac{1.96}{\sqrt{12 \times 40}} = 0.624 \pm 0.089 = (0.535, 0.713)$$

根据以上 4 个区间可以看出：

组 4(辨中西组)的区间与其他三组都不重叠；

组 1(西组)和组 3(辨中组)两区间有较大重叠；

组 1(西组)与组 2(中组)稍有重叠；

组 2(中组)与组 3(辨中组)紧邻.

在这种情况下可作进一步的细致分析.

现在将 R 当成 $[0,1]$ 上的均匀分布，方差为 $1/12$，只是一个近似值，据数理统计研究，R 值的方差是一个逐渐接近 $1/12$，并以 $1/12$ 为最大值的量，它与等级数有关，随着等级的增多，方差越来越接近 $1/12$. 表 5-20 是资料的等级数与最大方差的关系.

表 5-20　各种等级数时的最大方差

等级数	2	3	4	5	6	7	8	9
最大方差	1/16	2/27	5/64	2/25	30/432	4/49	21/256	20/243

实际资料的方差都小于 $1/12$，故由此推算得到的置信区间偏大，假设检验结论比较保守. 本例中组 2(中组)与组 3(辨中组)紧邻，用表 5-20 内数值代替 $1/12$，则可得到更为适当的结果. 该资料等级数为 4，查表 5-20，得最大方差为 $5/64$，以此计算组 2(中组)与组 3(辨中组)95%置信区间如下：

组 2(单纯中药组)

$$\overline{R}_2 \pm u_{\frac{\alpha}{2}} \sqrt{\frac{5}{64n}} = 0.793 \pm 1.96 \sqrt{\frac{5}{64 \times 54}} = 0.793 \pm 0.075 = (0.718, 0.868)$$

组 3(辨证分型中草药组)

$$\overline{R}_3 \pm u_{\frac{\alpha}{2}} \sqrt{\frac{5}{64n}} = 0.624 + 1.96 \sqrt{\frac{5}{64 \times 40}} = 0.624 \pm 0.087 = (0.537, 0.711)$$

这样就可以认为组 2 与组 3 疗效也是有显著差异的，虽然这里用的仍是等级为 4 时的最大方差 $5/64$，假设检验结论还是比较保守的，但比用 $1/12$ 要精确些，当等级小于 4 时，更以查此表数值为宜.

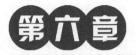

方 差 分 析

一、内 容 提 要

本章主要介绍了单因素方差分析的原理及计算方法,两因素方差分析的基本原理和基本计算法. 关于单因素方差分析法,讲述了分析的条件、原理、步骤及计算方法. 当方差分析有显著意义时,可进一步对各水平间进行两两间的多重比较(q 检验,S 检验).

两因素方差分析的原理、计算方法类同单因素方差分析,其总离差平方和 SS 的分解:

(1) 无重复试验两因素方差分析时,$SS = SS_A + SS_B + SS_e$;

(2) 重复试验两因素方差分析时,$SS = SS_A + SS_B + SS_{AB} + SS_e$,

其中,SS_A,SS_B 是分别按因素 A 和 B 的水平,分组计算的组间离差平方和. SS_{AB} 是描述因素 A 与 B 交互效应所带来的变异的离差平方和,$SS_{AB} = SS_{TR} - SS_A - SS_B$. 其中 SS_{TR}(处理组)是按两因素 A 和 B 的水平分组计算的组间离差平方和.

由于两因素方差分析的计算较复杂,建议应用 Excel 应用程序中统计分析工具计算. 如果试验涉及的因素、水平多于两个,则建议使用第九章中的方法安排试验.

二、基 本 概 念

1. 单因素方差分析的基本概念.

单因素方差分析的基本概念见表 6-1.

表 6-1

名称	公式(符号)	意义
试验总次数	$N = \sum_{i=1}^{k} n_i$	
第 i 个总体的样本均值	$\bar{x}_i = \sum_{j=1}^{n_i} x_{ij}/n_i$	作为第 i 个总体的代表值
全体样本的总均值	$\bar{x} = \frac{1}{N}\sum_{i=1}^{k}\sum_{j=1}^{n_i} x_{ij} = \frac{1}{N}\sum_{i=1}^{k} n_i \bar{x}_i$	在 $H_0: \mu_1 = \mu_2 = \cdots = \mu_k$ 时,全体数值与其相比得到偏差
总离差平方和	$SS = \sum_{i=1}^{k}\sum_{j=1}^{n_i}(x_{ij} - \bar{x})^2$	刻画全部数据的离散程度,$SS = SS_A + SS_e$
组内离差平方和	$SS_e = \sum_{i=1}^{k}\sum_{j=1}^{n_i}(x_{ij} - \bar{x}_i)^2, f_e = N - k$	各个样本值 x_{ij},对本组均值 $\bar{x}_i$ 的离差平方和的总和
组间离差平方和	$SS_A = \sum_{i=1}^{k} n_i(\bar{x}_i - \bar{x})^2, f_A = k - 1$	各组均数 $\bar{x}_i$ 与总体均数 $\bar{x}$ 的离差平方和的总和

2. 单因素方差分析的基本步骤.

前提:各样本均来自正态总体,即 $X_i \sim N(\mu_i, \sigma^2)$,各样本相互独立.

(1) 方差齐性检验:若方差满足齐性条件,进行下一步.

(2) 方差分析:列出方差分析表. 若各总体均值间有显著差异,则进行下一步.

（3）多重比较：q 检验或 S 检验，说明各水平之间是否有差异.

两因素试验的方差分析类同单因素方差分析，但计算更复杂些，建议使用相关软件计算.

三、习题六解答

1. 用 4 种不同的饲料喂养大白鼠，每组 4 只，然后测其肝重占体重的比值（%），数据如表 6-2 所示，试比较 4 组比值的均数有无显著差异？

表 6-2

饲料种类	A	B	C	D
肝重比值	2.62	2.82	2.91	3.92
	2.23	2.76	3.02	3.02
	2.36	2.43	3.28	3.30
	2.40	2.73	3.18	3.04

解 试验数据基本计算结果见表 6-3.

表 6-3

饲料种类	A	B	C	D	合计
$\sum_{j=1}^{4} x_{ij}$	9.61	10.74	12.39	13.28	46.02
$(\sum_{j=1}^{4} x_{ij})^2/4$	23.088	28.837	38.378	44.090	134.393
$\sum_{j=1}^{4} x_{ij}^2$	23.167	28.928	38.459	44.618	135.172

（1）方差齐性检验基本计算见表 6-4.

表 6-4 方差齐性检验（样本含量相等）

饲料种类	A	B	C	D	合计
S_i^2	0.0263	0.0303	0.0271	0.1763	0.2600
$\lg S_i^2$	−1.5800	−1.5186	−1.5670	−0.7537	−5.4193

$$\chi^2 = 2.3026(n-1)\left(k\lg \overline{S^2} - \sum_{i=1}^{4} \lg S_i^2\right)$$

$$= 2.3026 \times (4-1)\left(4\lg \frac{0.2600}{4} - (-5.4193)\right)$$

$$= 4.635$$

$$\chi_{0.05}^2 (4-1) = \chi_{0.05}^2 (3) = 7.815$$

由于 $\chi^2 < \chi_{0.05}^2$，故方差齐性.

（2）方差分析如表 6-5 所示：

$$SS_A = 134.393 - \frac{46.02^2}{16} = 2.028 , \quad SS_e = 135.172 - 134.393 = 0.779$$

表 6-5 方差分析表

方差来源	离差平方和	自由度	方差	F 值	$F_{0.05}$	结论
组间	2.028	3	0.676	10.40	3.49	$p < 0.05$
组内	0.779	12	0.065			有显著意义
总和	2.807	15				

（3）q 检验，如表 6-6 所示：

$$D_T(0.05) = q_a(k, f_e) \cdot \sqrt{\frac{S_e^2}{n}} = 4.20 \times \sqrt{\frac{0.065}{4}} = 0.5354$$

表 6-6

$|\overline{x_h} - \overline{x_l}|$	$\overline{x_2}$	$\overline{x_3}$	$\overline{x_4}$
$\overline{x_1}$	0.2825	0.6950*	0.9175*
$\overline{x_2}$		0.4125	0.6350*
$\overline{x_3}$			0.2225

$* : p < 0.05$.

2. 对 4 个药厂生产的阿司匹林片，测定片剂的溶出度，每个样品进行 5 次实验，以溶出 63% 所需要时间的对数作为指标，测得结果如表 6-7 所示，问 4 个工厂产品的平均溶出度是否不同？如有差异，作多重比较．

表 6-7

试验次数	溶出 63% 所需要的时间			
	甲	乙	丙	丁
1	0.91	0.65	0.82	0.98
2	0.96	0.49	0.82	0.98
3	1.13	0.61	0.82	0.89
4	1.28	0.81	0.66	0.78
5	1.23	0.31	0.72	0.77

解　试验数据基本计算结果见表 6-8.

表 6-8

工厂名称	甲	乙	丙	丁	合计
$\sum_{j=1}^{5} x_{ij}$	5.510	2.870	3.840	4.400	16.620
$(\sum_{j=1}^{5} x_{ij})^2/5$	6.072	1.647	2.949	3.872	14.540
$\sum_{j=1}^{5} x_{ij}^2$	6.178	1.787	2.971	3.914	14.850

（1）方差齐性检验基本计算结果见表 6-9.

表 6-9　方差齐性检验（样本含量相等）

工厂名称	甲	乙	丙	丁	合计
S_i^2	0.026	0.035	0.006	0.011	0.077
$\lg S_i^2$	−1.585	−1.456	−2.222	−1.959	−7.222

$$\chi^2 = 2.3026(n-1)\left(k\lg \overline{S^2} - \sum_{i=1}^{4} \lg S_i^2\right)$$

$$= 2.3026 \times (5-1)\left(4\lg \frac{0.077}{4} - (-7.222)\right)$$

$$= 3.313$$

$$\chi_{0.05}^2(4-1) = \chi_{0.05}^2(3) = 7.815$$

由于 $\chi^2 < \chi_{0.05}^2$，故方差齐性．

（2）方差分析如表 6-10 所示，$SS_A = 14.540 - \dfrac{16.620^2}{20} = 0.729$，$SS_e = 14.850 - 14.540 = 0.310$.

表 6-10　方差分析表

方差来源	离差平方和	自由度	方差	F 值	临界值	结论
组间	0.729	3	0.243	12.789	3.24	$p<0.05$
组内	0.310	16	0.019			有显著意义
总和	1.039	19				

(3) q 检验,如表 6-11 所示.

$$D_T(0.05) = q_a(k, f_e) \cdot \sqrt{\frac{S_e^2}{n}} = 4.05 \times \sqrt{\frac{0.019}{5}} = 0.2497$$

表 6-11

$|\bar{x}_k - \bar{x}_l|$	$\bar{x}_2$	$\bar{x}_3$	$\bar{x}_4$
$\bar{x}_1$	0.528*	0.334*	0.222
$\bar{x}_2$		0.194	0.306*
$\bar{x}_3$			0.112

* : $p<0.05$.

3. 为考察三棱莪术液有无抑癌作用,某药物研究院做了如下的药理试验,将 35 只小白鼠随机分成 4 组,分别为 8 只、9 只、9 只、9 只,接种活肿瘤后,注射不同剂量的三棱莪术注射液,半月后称量瘤重,其数据如表 6-12,表中 I 组为接种后不加任何处理(空白对照组),II 组、III 组、IV 组分别为接种后注射 0.5ml、1.0ml 和 1.5ml 三棱莪术液,试比较各组瘤重之间有无差别. 如有,进行两两间的多重比较.

表 6-12　三棱莪术液抑癌实验的小鼠瘤重　　　　　　　单位:g

	I 组	II 组	III 组	IV 组
	3.6	3.0	0.4	3.3
	4.5	2.3	1.7	1.2
	4.2	2.4	2.3	0.0
χ_{ij}(瘤重)	4.4	1.1	4.5	2.7
	3.7	4.0	3.6	3.0
	5.6	3.7	1.3	3.2
	7.0	2.7	3.2	0.6
	5.0	1.9	3.0	1.4
		2.6	2.1	1.2

解　试验数据基本计算结果见表 6-13.

表 6-13

小白鼠分组	I 组	II 组	III 组	IV 组	合计
$\sum\limits_{j=1}^{n_i} x_{ij}$	38.00	23.70	22.10	16.60	100.4
$\left(\sum\limits_{j=1}^{n_i} x_{ij}\right)^2/n_i$	180.50	62.41	54.27	30.62	327.80
$\sum\limits_{j=1}^{n_i} x_{ij}^2$	189.26	68.61	66.89	42.62	367.38

（1）方差齐性检验基本计算见表 6-14.

表 6-14 方差齐性检验（样本含量不等）

样本（分组）	n_i-1	S_i^2	$\sum\limits_{j=1}^{n_i}(x_{ij}-\overline{x}_i)^2$	$\lg S_i^2$	$(n_i-1)\lg S_i^2$
Ⅰ组	7	1.251	8.757	0.097	0.679
Ⅱ组	8	0.775	6.200	−0.111	−0.888
Ⅲ组	8	1.578	12.624	0.198	1.584
Ⅳ组	8	1.500	12.000	0.176	1.408
合计	31	5.104	39.581	0.360	2.783

$$\overline{S^2}=\frac{\sum\sum(x_{ij}-\overline{x}_i)^2}{\sum(n_i-1)}=\frac{39.581}{31}=1.2768$$

$$\chi^2=2.3026\left[(\lg\overline{S^2})\sum_{i=1}^k(n_i-1)-\sum_{i=1}^k(n_i-1)(\lg S_i^2)\right]$$

$$=2.3026[(\lg1.276)\times31-2.783]=1.148$$

$$\chi_{0.05}^2(4-1)=\chi_{0.05}^2(3)=7.815$$

由于 $\chi_{0.05}^2>\chi^2$，所以方差齐性.

（2）方差分析如表 6-15 所示，$SS_A=327.80-\dfrac{100.4^2}{35}=39.80$，$SS_e=367.38-327.80=39.58$.

表 6-15 方差分析表

方差来源	离差平方和	自由度	方差	F 值	临界值	结论
组间	39.80	3	13.27	10.37	2.91	$p<0.05$
组内	39.58	31	1.28			有显著意义
总和	79.38	34				

（3）多重比较的 S 检验如表 6-16 所示.

$$D_{hl}(0.05)=S_{0.05}(k-1,f_e)\cdot S_e\cdot\sqrt{\frac{1}{n_h}+\frac{1}{n_l}}=2.96\times\sqrt{1.28}\times\sqrt{\frac{1}{n_h}+\frac{1}{n_l}}$$

$$D_{12}=D_{13}=D_{14}=2.96\times\sqrt{1.28}\times\sqrt{\frac{1}{8}+\frac{1}{9}}=1.63$$

$$D_{23}=D_{24}=D_{34}=2.96\times\sqrt{1.28}\times\sqrt{\frac{1}{9}+\frac{1}{9}}=1.58$$

表 6-16

$|\overline{x}_h-\overline{x}_l|$	$\overline{x}_2$	$\overline{x}_3$	$\overline{x}_4$
$\overline{x}_1$	2.12*	2.29*	2.91*
$\overline{x}_2$		0.18	0.79
$\overline{x}_3$			0.61

* ：$p<0.05$.

4. 表 6-17 中列出了得两种不同白血病的鼠脾和正常鼠脾中 DNA 的含量，现用方差分析来判断是否有显著差异.

表 6-17

观测次数	正常脾	Ⅰ号白血病	Ⅱ号白血病
1	12.3	10.8	9.3
2	13.2	11.6	10.3

观测次数	正常脾	Ⅰ号白血病	Ⅱ号白血病
3	13.7	12.3	11.1
4	15.2	12.7	11.7
5	15.4	13.5	12.0
6	15.8	13.5	12.3
7	16.9	14.8	12.4
8	17.3		13.6

解 试验数据基本计算结果见表 6-18.

表 6-18

鼠脾类型	正常脾	Ⅰ号白血病	Ⅱ号白血病	合计
$\sum\limits_{j=1}^{n_i} x_{ij}$	119.80	89.20	92.70	301.70
$\left(\sum\limits_{j=1}^{n_i} x_{ij}\right)^2 / n_i$	1794.01	1136.66	1074.16	4004.83
$\sum\limits_{j=1}^{n_i} x_{ij}^2$	1815.96	1147.32	1086.69	4049.97

(1) 方差齐性检验计算表如表 6-19(样本含量不等):

表 6-19 方差齐性检验(样本含量不等)

样本(分组)	n_i-1	S_i^2	$\sum\limits_{j=1}^{n_i}(x_{ij}-\overline{x}_i)^2$	$\lg S_i^2$	$(n_i-1)\lg S_i^2$
1	7	3.1364	21.9548	0.4964	3.4748
2	6	1.7762	10.6572	0.2495	1.4970
3	7	1.7898	12.5286	0.2528	1.7696
合计	20	6.7024	45.1406	0.9987	6.7414

$$\overline{S^2} = \frac{\sum\sum(x_{ij}-\overline{x}_i)^2}{\sum(n_i-1)} = \frac{45.1406}{20} = 2.2570$$

$$\chi^2 = 2.3026\left[(\lg\overline{S^2})\sum_{i=1}^{k}(n_i-1) - \sum_{i=1}^{k}(n_i-1)(\lg S_i^2)\right]$$

$$= 2.3026\left[(\lg 2.2570)\times 20 - 6.7414\right] = 0.7581$$

$$\chi_{0.05}^2(3-1) = \chi_{0.05}^2(2) = 5.991$$

由于 $\chi_{0.05}^2 > \chi^2$,所以方差齐性.

(2) 方差分析如表 6-20.

$$SS_A = 4004.83 - \frac{301.7^2}{23} = 47.31, \quad SS_e = 4049.97 - 4004.83 = 45.14$$

表 6-20 方差分析表

方差来源	离差平方和	自由度	方差	F 值	临界值	结论
组间	47.31	2	23.66	10.47	3.49	$p < 0.05$
组内	45.14	20	2.26			有显著意义
总和	92.45	22				

(3) 多重比较 S 检验的结果如表 6-21 所示.

$$D_{hl}(0.05) = S_{0.05}(k-1, f_e) \cdot \sqrt{\frac{1}{n_h} + \frac{1}{n_l}} = 2.64 \times \sqrt{2.26} \times \sqrt{\frac{1}{n_h} + \frac{1}{n_l}}$$

$$D_{12} = D_{23} = 2.64 \times \sqrt{2.26} \times \sqrt{\frac{1}{8} + \frac{1}{7}} = 2.05, \quad D_{13} = 2.64 \times \sqrt{2.26} \times \sqrt{\frac{1}{8} + \frac{1}{8}} = 1.98$$

表 6-21

$|\bar{x}_h - \bar{x}_l|$	$\bar{x}_2$	$\bar{x}_3$
$\bar{x}_1$	2.23*	3.39*
$\bar{x}_2$		1.16

* : $p < 0.05$.

5. 香附为妇科常用药,有调经、止痛等功效. 对肝气郁结所致月经不调、痛经、腹痛等症最为适宜. 本实验以香附的不同炮制品(醋香附、酒香附、生香附)与空白对照洛氏液,对雌性未孕大鼠的在体子宫平滑肌收缩强度的影响进行比较. 选用 $180 \sim 220\text{g}$ 健康雌性未孕大鼠 40 只,随机均分为 4 组,即洛氏液组、生香附组、醋香附组、酒香附组. 按在体子宫实验法,记录子宫的收缩强度和频率,数据如表 6-22,试推断香附的不同炮制方法对雌性未孕大鼠的在体子宫平滑肌收缩强度是否有显著影响.

表 6-22

试验号	洛氏液	生香附	醋香附	酒香附
1	2.97	3.57	2.03	5
2	2.9	3.07	2.23	2.63
3	2.33	2.37	1.8	2.3
4	2.87	2.7	2.3	2.3
5	5.07	2.43	2.03	2.07
6	2.6	2.4	2.23	2.83
7	2.67	2.33	1.93	3
8	2.73	3.83	2.27	3.03
9	2.63	2.37	2.37	2.63
10	2.5	3.13	2.23	2.17

解 试验数据基本计算结果如表 6-23.

表 6-23

炮制方法	洛氏液	生香附	醋香附	酒香附	合计
$\sum_{j=1}^{10} x_{ij}$	29.27	28.2	21.42	27.96	106.85
$(\sum_{j=1}^{10} x_{ij})^2/10$	85.673	79.524	45.882	78.176	289.255
$\sum_{j=1}^{10} x_{ij}^2$	91.110	82.253	46.185	84.597	304.145

方差齐性检验基本计算如表 6-24.

表 6-24 方差齐性检验(样本含量相等)

分组	洛氏液	生香附	醋香附	酒香附	求和
S_i^2	0.6041	0.3032	0.0337	0.7135	1.6545
$\lg S_i^2$	-0.2189	-0.5183	-1.4724	-0.1466	-2.3562

$$\chi^2 = 2.3026 \times (10-1) \times \left[4 \times \lg \frac{1.6545}{4} - (-2.3562) \right] = 17.048$$

由于 $\chi^2_{0.05}(4-1) = \chi^2_{0.05}(3) = 7.815$，所以 $p < 0.05$．故方差不满足齐性条件，应该选择其他的分析方法．

6. 1% 盐酸丁卡因注射液是临床常用的局麻药．其含量测定的方法采用永停滴定法或酸碱滴定法．前法操作较麻烦费时，而后法仅是测定盐基且终点变化不明显．为此，又根据有关资料采用紫外分光光度法对 1% 盐酸丁卡因注射液的含量测定进行了方法比较试验，选出较好的质控方法(表 6-25)．

表 6-25

试验号	紫外分光光度法	永停滴定法	酸碱滴定法
1	0.971	0.955	0.978
2	0.983	0.975	0.995
3	1.025	1.012	1.034
4	1.013	1.03	1.018
5	1.015	1.041	1.051
6	1.089	1.039	1.04
7	1.049	1.022	1.088
8	0.971	0.955	0.978

解 试验数据基本计算结果如表 6-26．

表 6-26

含量测定方法	紫外分光法	永停滴定法	酸碱滴定法	合计
$\sum\limits_{j=1}^{8} x_{ij}$	8.116	8.029	8.182	24.327
$\left(\sum\limits_{j=1}^{8} x_{ij}\right)^2/8$	8.2337	8.0581	8.3681	24.6599
$\sum\limits_{j=1}^{8} x_{ij}^2$	8.2453	8.0674	8.3784	24.6911

(1) 方差齐性检验基本计算如表 6-27．

表 6-27　方差齐性检验(样本含量相等)

分组	紫外分光法	永停滴定法	酸碱滴定法	求和
S_i^2	0.0017	0.0013	0.0015	0.0045
$\lg S_i^2$	−2.7696	−2.8861	−2.8239	−8.4796

$$\chi^2 = 2.3026 \times (8-1) \times \left[3 \times \lg \frac{0.0045}{3} - (-8.4796) \right] = 0.1269$$

因为 $\chi^2_{0.05}(3-1) = \chi^2_{0.05}(2) = 5.991$，所以 $p > 0.05$．故方差满足齐性条件，可以选择方差分析方法进行分析．

(2) 方差分析结果如表 6-28．

$$SS_A = 24.6599 - \frac{1}{24} \times 24.327^2 = 0.0014, \quad SS_e = 24.6911 - 24.6599 = 0.0312$$

表 6-28　方差分析表

方差来源	离差平方和	自由度	方差	F 值	临界值	结论
组间	0.0014	2	0.0007	0.47	3.47	$p > 0.05$
组内	0.0312	21	0.00149			无显著意义
总和	0.0326	23				

根据方差齐性检验的结果,各质控方法测得的数据的偏差无显著性差异. 由方差分析结果知,各质控方法的平均值无显著性差异. 因此,可选择操作简单的紫外分光光度法进行质控.

7. 红果枸杞味甘、性平,含有多种维生素及甜茶碱,具有安神、补肾益精、润肺养肝之功效. 现代医学研究表明,枸杞还具有抗衰延寿的作用. 以小鼠肝细胞总 SOD 活性为指标,研究其煎剂对小鼠抗氧化、延缓衰老的功能. 取健康小鼠 32 只,随机分为 4 组,每组 8 只(雌雄各半)分笼适应饲养一周后,一组为对照组,灌胃生理盐水,其余的三组分别灌胃 100%,75% 和 50% 的红果枸杞煎剂,每天一次每次 0.5ml,共灌胃 20 天,取出肝脏进行处理,用 722 型分光光度计测定其 SOD 值(550nm),并计算出 SOD 活性数据如表 6-29. 与对照组进行比较,试推断红果枸杞 100%、75% 和 50% 浓度是否会使小鼠肝细胞总 SOD 活性值明显升高.

表 6-29

试验号	100%	75%	50%	对照组
1	103.821	104.146	107.889	99.92
2	104.472	104.146	107.889	104.8
3	104.797	103.495	108.377	96.34
4	106.262	105.285	107.238	96.66
5	103.658	103.333	107.075	89.18
6	105.285	104.309	107.564	89.5
7	104.472	103.821	110.004	96.5
8	106.099	107.889	108.865	92.76

解 试验数据基本计算结果见表 6-30.

表 6-30

分组	100%	75%	50%	对照组	合计
$\sum_{j=1}^{8} x_{ij}$	838.866	836.424	864.901	765.660	3305.851
$\left(\sum_{j=1}^{8} x_{ij}\right)^2/8$	87962.021	87450.639	93506.718	73279.404	342198.780
$\sum_{j=1}^{8} x_{ij}^2$	87968.532	87465.838	93513.173	73471.588	342419.131

(1) 方差齐性检验基本计算表 6-31.

表 6-31 方差齐性检验(样本含量相等)

分组	100%	75%	50%	对照组	求和
S_i^2	0.9301	2.1713	0.9223	27.4547	31.4784
$\lg S_i^2$	−0.03147	0.3367	−0.03513	1.4386	1.7087

$$\chi^2 = 2.3026(n-1)(k\lg \overline{S^2} - \sum \lg S_i^2)$$
$$= 2.3026 \times (8-1)\left[4\lg\frac{31.4784}{4} - 1.7087\right]$$
$$= 30.2234$$

因为 $\chi_{0.05}^2(4-1) = \chi_{0.05}^2(3) = 7.815$,所以 $p < 0.05$,故方差不满足齐性条件.

由于不满足方差齐性条件,应该选择其他的分析方法. 根据题中的分析目的,可选择成组比较的 t 检验,把不同浓度与对照组进行比较.

(2) 成组比较结果如表 6-32.

表 6-32　成组比较结果表

比较组	方差齐性检验			t 检验			
	F 值	$F_{0.05}(7,7)$	概率 p	t 值	自由度 f	$t_{0.05/2}(f)$	概率 p
100%对照组	29.518	3.787	<0.05	4.858	7	2.365	<0.05
75%对照组	12.644		<0.05	4.597	8	2.306	<0.05
50%对照组	29.769		<0.05	6.587	7	2.365	<0.05

8. 为研究雌激素对子宫发育的作用,以 4 个种系的未成年雌性大白鼠各 3 只,每只按一种剂量注射雌激素,经一定时期取出子宫,称重(g)结果如表 6-33,试比较雌激素的作用在三种剂量间是否有显著差异. 同时,比较 4 个种系大白鼠之间是否有显著差异.

表 6-33

大白鼠种系 B	雌激素剂量 A		
	(A_1) 0.2	(A_2) 0.4	(A_3) 0.8
(B_1)甲	106	116	145
(B_2)乙	42	68	115
(B_3)丙	70	111	133
(B_4)丁	42	63	87

解　本题考察两个因素,即大白鼠种系和雌激素剂量,分别确定为四水平和三水平,没有重复试验,考察指标为子宫重量(可使用 Excel 中两因素无重复试验的方差分析计算).

(1) 试验数据基本计算结果列表 6-34、表 6-35.

表 6-34　按剂量水平分组计算

雌激素剂量 A	(A_1) 0.2	(A_2) 0.4	(A_3) 0.8	合计
$\sum\limits_{j=1}^{4} x_{ij}$	260	358	480	1098
$\left(\sum\limits_{j=1}^{4} x_{ij}\right)^2/4$	16900	32041	57600	106541
$\sum\limits_{j=1}^{4} x_{ij}^2$	19664	34370	59508	113542

表 6-35　按大白鼠种系分组计算

白鼠种系分组	甲	乙	丙	丁	合计
$\sum\limits_{j=1}^{3} x_{ij}$	367	225	314	192	1098
$\left(\sum\limits_{j=1}^{3} x_{ij}\right)^2/3$	44896.3	16875	32865.3	12288	106924.6
$\sum\limits_{j=1}^{3} x_{ij}^2$	45717	19613	34910	13302	113542

(2) 离差平方和的计算.

$$\text{SS}_{总} = \sum_i \sum_j x_{ij}^2 - \frac{1}{N}\left(\sum_i \sum_j x_{ij}\right)^2 = 113542 - \frac{1}{3 \times 4} \times 1098^2 = 13075.0$$

$$SS_{剂量} = \sum_i \left(\sum_j x_{ij} \right)^2 / n_i - \frac{1}{N} \left(\sum_i \sum_j x_{ij} \right)^2 = 106541 - \frac{1}{3 \times 4} \times 1098^2 = 6074.0$$

$$SS_{种系} = \sum_i \left(\sum_j x_{ij} \right)^2 / n_i - \frac{1}{N} \left(\sum_i \sum_j x_{ij} \right)^2 = 106924.6 - \frac{1}{3 \times 4} \times 1098^2 = 6457.6$$

$$SS_{误差} = SS_{总} - SS_{剂量} - SS_{种系} = 13075.0 - 6074.0 - 6457.6 = 543.4$$

（3）分析结果如表 6-36.

表 6-36　方差分析表

方差来源	离差平方和	自由性	方差	F 值	$F_{0.05}$	结论
大白鼠种系	6457.6	3	2152.5	23.8	4.76	*
雌激素剂量	6074.0	2	3037.0	33.5	5.14	*
误差	543.4	6	90.6			
总计	13075.0	11				

* : $p < 0.05$.

9. 提高袋泡剂中的药材浸出率是制备袋泡剂的技术关键. 故探讨浸泡时间和温度两因素与浸出率的关系, 六味木香袋泡剂在不同时间和温度与浸出率的试验数据见表 6-37, 试寻找制备六味木香袋泡剂的最佳工艺.

表 6-37

温度 B/℃	浸泡时间 A/min			
	5	10	15	20
80	24.04	37.91	38.52	39.7
	24.2	39.55	41.62	41.53
90	20.61	36.63	40.17	41.32
	23.66	36.62	35.47	41.21
100	31.2	42.08	44.25	41.64
	29.4	41.46	42.57	42.91

解　本题考察两个因素, 即浸泡温度和浸泡时间, 分别确定为三水平和四水平, 重复两次试验, 考察指标为浸出率 (可使用 Excel 中两因素有重复试验的方差分析计算).

（1）试验数据基本计算结果见表 6-38～表 6-40.

表 6-38　按处理组分组($SS_{总}$, SS_{TR}, SS_e)的计算表

浸泡时间/min	温度/℃	浸出率		$\sum x$	$(\sum x)^2/n$	$\sum x^2$
	80	24.04	24.20	48.24	1163.549	1163.562
5	90	20.61	23.66	44.27	979.916	984.568
	100	31.20	29.40	60.60	1836.180	1837.800
	80	37.91	39.55	77.46	3000.026	3001.371
10	90	36.63	36.62	73.25	2682.781	2682.781
	100	42.08	41.46	83.54	3489.466	3489.658
	80	38.52	41.62	80.14	3211.210	3216.015
15	90	40.17	35.47	75.64	2860.705	2871.750
	100	44.25	42.57	86.82	3768.856	3770.267
	80	39.70	41.53	81.23	3299.156	3300.831
20	90	41.32	41.21	82.53	3405.600	3405.607
	100	41.64	42.91	84.55	3574.351	3575.158
合计				878.27	33271.796	33299.368

表 6-39　按浸泡时间分组 $SS_{时间}$ 的计算表

浸泡时间 A/min	5	10	15	20	合计
	24.04	37.91	38.52	39.7	
	24.2	39.55	41.62	41.53	
	20.61	36.63	40.17	41.32	
	23.66	36.62	35.47	41.21	
	31.2	42.08	44.25	41.64	
	29.4	41.46	42.57	42.91	
$\sum_{j=1}^{6} x_{ij}$	153.11	234.25	242.6	248.31	878.270
$\left(\sum_{j=1}^{6} x_{ij}\right)^2/6$	3907.112	9145.51	9809.127	10276.309	33138.058

表 6-40　按浸泡温度分组 $SS_{温度}$ 的计算表

浸泡温度/℃	80	90	100	合计
	24.04	20.61	31.20	
	37.91	36.63	42.08	
	38.52	40.17	44.25	
	39.70	41.32	41.64	
	24.20	23.66	29.40	
	39.55	36.62	41.46	
	41.62	35.47	42.57	
	41.53	41.21	42.91	
$\sum_{j=1}^{8} x_{ij}$	287.07	275.69	315.51	878.27
$\left(\sum_{j=1}^{8} x_{ij}\right)^2/8$	10301.148	9500.622	12443.320	32245.090

$$SS_{总} = \sum_{ijk} x_{ijk}^2 - \frac{1}{N}\left(\sum_{ijk} x_{ijk}\right)^2 = 33299.368 - \frac{1}{3\times4\times2}\times878.27^2 = 1159.443$$

$$SS_{TR} = \sum_{ij}\left(\sum_{k} x_{ijk}\right)^2/n_{ij} - \frac{1}{N}\left(\sum_{ijk} x_{ijk}\right)^2 = 33221.296 - \frac{1}{3\times4\times2}\times878.27^2 = 1131.871$$

$$SS_e = \sum_{ijk} x_{ijk}^2 - \sum_{ij}\left(\sum_{k} x_{ijk}\right)^2/n_{ij} = 33299.368 - 33271.796 = 27.572$$

$$SS_{时间} = \sum_{i}\left(\sum_{jk} x_{ijk}\right)^2/\sum_{j} n_{ij} - \frac{1}{N}\left(\sum_{ijk} x_{ijk}\right)^2 = 33138.058 - \frac{1}{3\times4\times2}\times878.27^2 = 998.133$$

$$SS_{温度} = \sum_{j}\left(\sum_{ik} x_{ijk}\right)^2/\sum_{i} n_{ij} - \frac{1}{N}\left(\sum_{ijk} x_{ijk}\right)^2 = 32245.09 - \frac{1}{3\times4\times2}\times878.27^2 = 105.165$$

$$SS_{交互} = SS_{TR} - SS_{时间} - SS_{温度} = 1131.871 - 998.133 - 105.165 = 28.573$$

(2) 分析结果,见表 6-41.

表 6-41　方差分析表

方差来源	离差平方和	自由性	方差	F 值	$F_{0.05}$
温度	105.165	2	52.583	22.882	3.89
时间	998.133	3	332.711	144.783	3.49
交互作用	28.573	6	4.762	2.072	3.00
误差	27.572	12	2.298		
总计	1159.443	23			

由方差分析表可知浸泡时间、温度都有 $p<0.05$，所以对浸出率有显著性影响(表 6-42).

表 6-42

浸泡时间/min	5	10	15	20
浸出率均值	25.52	39.04	40.43	41.39
浸泡温度/℃	80	90	100	
浸出率均值	35.88	34.46	39.44	

由于 10min、15min、20min 浸出率平均值无太大差异,可选择浸泡时间 10min 和浸泡温度 100 ℃的工艺来生产.

四、补充习题及解答

1. 用 4 种不同的饲料喂养大白鼠,每组 4 只,然后测其肝重占体重的比值(%),数据如表 6-43,试比较 4 种不同的饲料喂养有无显著差异.

表 6-43

小鼠编号	肝重占体重的比值(%)			
饲料种类	A	B	C	D
1	2.62	2.82	2.91	3.92
2	2.23	2.76	3.02	3.02
3	2.36	2.43	3.28	3.30
4	2.40	2.73	3.18	3.04

解 本题为考察一个因素,即饲料种类(4 个水平)对结果的影响有无显著差异,考察指标为肝重占体重的比值(%),可使用单因素方差分析.

(1) 方差齐性检验: $\chi^2 = 4.635 > \chi^2_{0.05}(4-1) = 7.815$,方差齐性.

(2) 方差分析见表 6-44:

表 6-44 方差分析表

方差来源	离差平方和	自由度	方差	F 值	临界值	结论
组间	2.028	3	0.676	10.400	3.490	$p<0.05$
组内	0.780	12	0.065			有显著差异
总和	2.808	15				

(3) q 检验结果见表 6-45($D_T = 0.5353$):

表 6-45

$|\bar{x}_h - \bar{x}_l|$	$\bar{x}_2$	$\bar{x}_3$	$\bar{x}_4$
$\bar{x}_1$	0.2825	0.6950*	0.9175*
$\bar{x}_2$		0.4125	0.6350*
$\bar{x}_3$			0.2225

* : $p<0.05$.

2. 某单位研究两种不同制剂治疗钩虫的效果,用大白鼠做试验.11 头大白鼠随机分配于三组,包括两个不同制剂的实验组和一个对照组. 方法是:实验前每鼠人工感染 500 条钩蚴,感染后第 8 天实验组分别给以甲乙两种制剂,对照组不给药,第 10 天全部解剖检查各鼠体内活虫数(数据见表 6-46),试分析两种制剂的疗效.

表 6-46

大白鼠编号	体内活虫数			
	分组	对照组	甲组制剂	乙组制剂
1		279	229	210
2		334	274	285
3		303	310	117
4		338		
5		198		

解 本题为考察一个因素,即不同制剂(三个水平)治疗钩虫的效果有无显著差异,考察指标为大白鼠体内活虫数,可使用用单因素方差分析.

(1) 方差齐性检验: $\chi^2 = 1.068 < \chi^2_{0.05}(3-1) = 5.991$,方差齐性;

(2) 方差分析见表 6-47.

表 6-47 方差分析表

方差来源	离差平方和	自由度	方差	F 值	临界值	结论
组间	14365.527	2	7182.764	1.887	4.459	$p>0.05$
组内	30453.200	8	3806.650			无显著差异
总计	44818.727	10				

3. 某农科所试验在水溶液中种植西红柿,采用了 3 种施肥方法和 4 种不同的水温. 三种施肥方式是: A_1: 一开始就给以全部可溶性的肥料; A_2: 每两个月给以 1/2 的溶液; A_3: 每月给以 1/4 的溶液. 水温是 4℃,10℃, 16℃,20℃. 试验结果的亩产量如表 6-48. 问施肥的方式和水温各自对产量是否有显著影响?

表 6-48

水温 B/℃	亩产量			
	施肥方式 A	A_1	A_2	A_3
B_1 4		20	19	21
B_2 10		16	15	14
B_3 16		9	10	11
B_4 20		8	7	6

解 本题考察两个因素,即施肥方法和水温,分别确定为三水平和四水平,没有重复试验,考察指标为西红柿的亩产量,可使用两因素无重复试验的方差分析. 其计算方法参见第 8 题,下面给出使用 Excel 中统计分析工具得到的分析结果(表 6-49).

表 6-49 方差分析

差异源	SS	df	MS	F	p-value	F crit
因素 B	294	3	98	78.4	0.0000	4.7571
因素 A	0.5	2	0.25	0.2	0.8240	5.1433
误差	7.5	6	1.25			
总计	302	11				

由方差分析结果可知

(1) 施肥方法(因素 A): $p=0.8240>0.05$,施肥方法对产量影响无显著意义;

(2) 水温(因素 B):$p=0.0000<0.05$,不同水温对产量有显著影响.

4. 研究酵解作用对血糖浓度的影响,从 8 名健康人中抽取了血液并制备成滤液.将一个受试者的血滤液分成 4 份,然后随机地把 4 份血滤液分别放置 0,45,90,135 min 测定其血糖浓度(表 6-50),试比较放置不同时间的血糖浓度有无变化.

表 6-50

患者编号	血糖浓度			
	放置时间/min	0	45	90	135
1		95	95	89	83
2		95	94	88	84
3		106	105	97	90
4		98	97	95	90
5		102	98	97	88
6		112	112	101	94
7		105	103	97	88
8		95	92	90	80

解 本题的设计方法和完全随机化设计方法的不同点,就在于同一横行(区组)的 4 个血样均来自同一个人,该试验为随机区组设计.考察的主要因素放置时间(共 4 个水平),考察一个重要的非试验因素,即患者的差异,考察指标为血糖浓度.因为无重复试验,可使用两因素无重复试验的方差分析方法.其计算方法参看第 8 题,下面给出的是用 Excel 中统计工具得到的分析结果方差分析表(表 6-51).

表 6-51　方差分析

方差来源	SS	df	MS	F	p-value	F crit
个体	806.2	7	115.2	28.7	0.0000	2.4876
时间	943.6	3	314.5	78.5	0.0000	3.0725
误差	84.2	21	4.0			
总计	1834.0	31				

由方差分析结果可知

(1) 个体间:$p=0.0000<0.05$,可见个体之间的血糖浓度有显著的差异;

(2) 不同置放时间:$p=0.0000<0.05$,可见不同置放时间之间的血糖浓度有显著的差异.

本题中,如不考虑个体之间的差异,可采用单因素方差分析的方法来分析.由于个体间的差异很大,把个体也作为因素,采用两因素方差分析的方法分析,更能客观地反映不同置放时间对血糖浓度测量值的影响.

5. 现有 A,B 两种药治疗血红蛋白低的患者.16 名性别、年龄、病情都齐同的患者按 A,B 两种药的使用与否分成 4 组,其结果如表 6-52 所示.试对结果作统计分析.

解 本题主要考察两个因素,即 A 药和 B 药,都确定为二水平.本题的实验方法是两因素的全面实验,每个方案重复 4 次试验.可使用两因素重复试验的方差分析的方法进行分析.

表 6-52

B 药	观测指标		
	A 药	用	不用
用		2.5	1.0
		3.0	0.9
		2.2	0.8
		2.1	1.2

续表

B药	观测指标		
	A药	用	不用
不用		1.0	0.8
		1.1	0.9
		1.2	0.8
		1.1	0.6

其计算方法参看第 9 题,下面是 Excel 中统计分析工具得到的分析结果(表 6-53).

表 6-53 方差分析

差异源	SS	df	MS	F	p-value	F crit
B	2.40	1	2.40	44.70	0.0000	4.7472
A	3.24	1	3.24	60.28	0.0000	4.7472
$A \times B$	1.32	1	1.32	24.60	0.0003	4.7472
e	0.65	12	0.05			
总计	7.61	15				

由方差分析结果可知

(1) A 药:$p=0.0000<0.05$,可见 A 药对血红蛋白的影响是有显著性意义;

(2) B 药:$p=0.0000<0.05$,可见 B 药对血红蛋白的影响是有显著性意义;

(3) A 药与 B 药的交互效应:$p=0.0003<0.05$,可见 A 药与 B 药存在交互效应.

由此,联合用药比单独使用 A 药或 B 药对血红蛋白的影响更大.

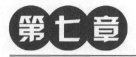

非参数检验

一、内 容 提 要

假设检验有参数和非参数检验。

第五、六章中介绍了参数检验的统计方法适用于总体分布类型已知,并且符合检验所要求条件(如方差分析中要求方差齐)的情况. 但实际问题中会遇到与此相反的情况,此时需要用非参数检验. 本章介绍了如下的非参数检验法:Wilcoxon 配对法,Wilcoxon 两样本比较法,H 检验法,Friedman 秩和检验,两两比较的秩和检验,Spearman 法.

二、基 本 概 念

(一) Wilcoxon 符号秩和检验

Wilcoxon 符号秩和检验又称 Wilcoxon 配对比较法,用于推断配对资料的差值是否来自中位数为零的总体,推判断单组资料是否来自中位数为 M_0 的总体.

1. 统计假设(记差值的总体中位数为 M_d),
$$H_0 : M_d = 0, \quad H_1 : M_d \neq 0$$

2. 统计量 T 值或统计量 u 值的计算:

(1) 求差:算出每对观察值的差数;

(2) 编秩:按差数的绝对值由小到大确定每个差值的秩次;

(3) 求秩和:将正负差值对应的秩次分别相加,并记为 T_+ 和 T_-.

用符号秩和检验 T 界值表检验:$T = \min\{T_+, T_-\}$.

样本较大时的 u 检验:$u = \dfrac{|T - n(n+1)/4| - 0.5}{\sqrt{n(n+1)(2n+1)/24 - \sum(t_i^3 - t_i)/48}}$,其中,$t_i$ 是各相同秩次的个数.

3. 查配对比较秩和 T 界值表,或标准正态分布 u 界值表.

4. 比较统计量和界值,作出统计判断:

(1) T 检验:若 $T \leqslant T_\alpha(\min)$,拒绝假设 H_0,接受假设 H_1;

(2) u 检验:若 $|u| \geqslant u_{\alpha/2}$,拒绝假设 H_0,接受假设 H_1.

(二) Wilcoxon 两样本比较法

1. 统计假设(两总体中位数分别为 M_1, M_2),
$$H_0 : M_1 = M_2, \quad H_1 : M_1 \neq M_2$$

2. 统计量 T 值或统计量 u 值的计算:

(1) 编秩:将两组数据混合由小到大排序,确定每个数的秩次;

(2) 求秩和:分别计算各组数据所对应秩次的和 T_1 和 T_2;

(3) 统计量的计算公式(假定 $n_1 \leqslant n_2$):

T 检验:$T = T_1$;

u 检验:$u = \dfrac{|T - n_1(N+1)/2| - 0.5}{\sqrt{\dfrac{n_1 \cdot n_2}{12N(N-1)}[N^3 - N - \sum(t_i^3 - t_i)]}}$,其中,$t_i$ 是各相同秩次的个数,$N = n_1 + n_2$.

3. 确定 P 值,查两组比较的秩和检验 T 界值表或 u 界值表.

4. 比较统计量和界值,作出判断:

(1) T 检验:若 $T \leqslant T_\alpha(\min)$ 或 $T \geqslant T_\alpha(\max)$,拒绝假设 H_0,接受假设 H_1;

(2) u 检验:若 $|u| \geqslant u_{\alpha/2}$,拒绝假设 H_0,接受假设 H_1.

(三) 完全随机实验多组资料的 H 检验法

1. 统计假设.

H_0:各总体分布位置相同, H_1:各总体分布位置不完全相同.

2. 统计量 H 值的计算:

(1) 将多组数据混合由小到大排序,确定每个数的秩次(相同数取平均次秩);

(2) 求秩和:分别计算各组数据所对应秩次的和 $T_1, T_2, \cdots, T_i$;

(3) 按下式求 H 值:

$$H = \frac{12}{N(N+1)} \sum \frac{T_i^2}{n_i} - 3(N+1)$$

其中,N 为各样本含量总和,n_i 为各样本含量;T_i 为各样本的秩和.

3. 确定 P 值,如组数 $\geqslant 3$ 且每组例数 $\geqslant 5$ 时,可查 χ^2 界值表,自由度 $f = $ 组数 -1.

如果三组比较且每组例数 < 5 时,可查三组比较秩和检验 H 界值表.

(四) 相关样本资料的 Friedman 秩和检验

1. 统计假设.

H_0:各总体分布位置相同, H_1:各总体分布位置不完全相同.

2. 统计量 M 和 χ^2 值的计算:

(1) 按配伍组分别将数据从小到大编秩(相同的数,取其平均秩次);

(2) 计算各处理组的秩和 R_i;

(3) 求平均秩和 $\overline{R}$:$\overline{T} = \dfrac{\sum T_i}{k}$,$k$ 为处理组组数;

(4) 统计量 M 值的计算公式:$M = \sum (T_i - \overline{T})^2$.

统计量 χ^2 值的计算公式:$\chi^2 = \dfrac{12 \times M}{b \times k \times (k+1)} \sim \chi^2(k-1)$,其中,$b$ 是配伍组的组数.

(五) 两两比较的秩和检验

在 H 检验得出处理组间差别有统计意义的前提下,对样本含量不等的资料,进行多样本间两两比较秩和检验时,可用推广 t 检验,

$$t = \frac{\overline{T}_A - \overline{T}_B}{\sqrt{\dfrac{N(N+1)(N-1-H)}{12(N-k)} \left(\dfrac{1}{n_A} + \dfrac{1}{n_B} \right)}}, \quad f = N - k$$

其中,n_A, n_B 为两两比较中两样本含量,$\overline{T}_A = T_A/n_A, \overline{T}_B = T_B/n_B$ 分别为两组的平均秩次,N 为各组的总例数,H 为 H 检验中的 H 值或 H_c 值,k 为处理组.

对样本含量相等的资料、配伍组设计样本间两两比较的秩和检验时,可用 q 检验法,

$$q = \frac{T_A - T_B}{S_{T_A - T_B}}, \quad S_{T_A - T_B} = \sqrt{\frac{bk(k+1)}{12}}$$

其中,$T_A - T_B$ 为两两比较中的任何对比组的秩和之差,$S_{T_A - T_B}$ 为 $T_A - T_B$ 的标准误,b 为配伍组数组数,k 为处理组组数.

(六) 中位数检验法

1. 将各组数据混合由小到大排列,求出混合数据的中位数 M.

2. 列出各组在中位数 M 上下的观察值的频数 m_j 和 $n_j - m_j (j = 1, 2, \cdots, k; k$ 为比较组数),如表 7-1 所示.

表 7-1

	第一组	第二组	$\cdots$	第 k 组	合计
$> M$ 的频数	m_1	m_2	$\cdots$	m_k	$\sum m_j$

	第一组	第二组	⋯	第 k 组	合计
≤M 的频数	n_1-m_1	n_2-m_2	⋯	n_k-m_k	$\sum n_j-\sum m_j$
合计	n_1	n_2	⋯	n_k	$n=\sum n_j$

3. 计算统计量 χ^2 的值,作 χ^2 检验.

(七) 游程检验

1. 建立假设和确定检验水平.

2. 将两样本观察值混合从小到大排列,并用"x","y"或"$+$","$-$"或"1","0"的符号标注在各观察值下.

3. 计算序列的游程个数 r ,查游程检验用 r 界值表.

4. 判断结果.

(八) Spearman 法

1. 建立假设和确定检验水准

$$H_0:\rho_S=0 ,\qquad H_1:\rho_S\neq 0.$$

2. 按原始数值由小到大排秩.

3. 计算等级相关系数 r_s ,

$$r_s=1-\frac{6\sum d^2}{n(n^2-1)}$$

其中,d 为每对观察值的秩次之差,n 为对子数.

4. 查 Spearman 等级相关系数界值表,并比较与大小,作统计推断.

三、习题七解答

1. 以三种不同取穴方式针刺治疗血管神经头痛 157 例,疗效见表 7-2,试比较不同取穴方式疗效有无差别?

表 7-2　三种不同取穴治疗血管神经性头痛疗效

	痊愈	显效	好转	无效
循经取穴	34	6	40	2
逢时取穴	35	6	9	2
辨证逢时取穴	49	6	2	9

解　(1) 建立假设和确定检验水准:

H_0 :三种取穴方式疗效相同;

H_1 :三种取穴方式疗效不同或不全同;

$\alpha=0.05$.

(2) 编秩,求秩和,见表 7-3.

表 7-3

疗效①	循环②	逢时③	辨证逢时④	合计⑤	秩次范围⑥	平均秩次⑦	秩循环⑧	和逢时⑨	R_i辨证逢时⑩
痊愈	34	35	49	118	1～118	59.5	2023	2082.5	2915.5
显效	6	6	6	18	119～136	127.5	765	765	765
好转	40	9	2	51	137～187	162.5	6500	1462.5	325
无效	2	2	0	4	188～191	189.5	379	379	0
合计	82 (n_1)	52 (n_2)	57 (n_3)	191 (N)			9667 (R_1)	4689 (R_2)	4005.5 (R_3)

(3) 计算 H 值：

$$H = \frac{12}{191 \times (191+1)} \times \left(\frac{9667^2}{82} + \frac{4689^2}{52} + \frac{4005.5^2}{57} \right) - 3 \times (191+1) = 27.38$$

以自由度 $f = 3-1 = 2$，查 χ^2 临界值表，$\chi^2_{0.05}(2) = 5.99$，$P < 0.05$，按显著水平 $\alpha = 0.05$，拒绝 H_0，接受 H_1，认为三种取穴方式疗效不同．

2. 调查正常人脉象，记录各年龄组弦脉阳性率，资料如表 7-4，试问两者有无直线相关关系存在？

表 7-4　年龄与弦脉阳性率

年龄分组(岁)	17~	21~	31~	41~	51~	61~93
弦脉阳性率(%)	16.7	12.2	35.2	74.4	91.7	100

解　(1) 检验假设 $H_0: p = 0$，即正常人脉象与各年龄组弦脉阳性率之间无直线相关关系；

$H_1: p \neq 0$，正常人脉象与各年龄组弦脉阳性率之间有直线相关关系，$\alpha = 0.05$．

(2) 编秩，见表 7-5．

表 7-5

编号	年龄组 x	秩次	弦脉阳性率(%) y	秩次	d	d^2
①	②	③	④	⑤	⑥=③-⑤	⑦
1	17~	1	16.7	2	−1	1
2	21~	2	12.2	1	1	1
3	31~	3	35.2	3	0	0
4	41~	4	74.4	4	0	0
5	51~	5	91.7	5	0	0
6	61~93	6	100	6	0	0
合计						2

(3) 计算检验统计量．

$$r_s = 1 - \frac{6 \sum d^2}{n(n^2-1)} = 1 - \frac{6 \times 2}{6(6^2-1)} = 0.943$$

(4) 求 P 值并作统计结论．查 Spearman 等级相关系数 r_s 界值表，得 $r_s > r_{0.05} = 0.886$．因此，拒绝 H_0，接受 H_1，认为正常人脉象与各年龄组弦脉阳性率之间有直线相关关系．

3. 某医院测得 10 名受试者针刺膻中穴前后痛阈变化的数据(单位：g)如下，试分析针刺前后痛阈有无差异．

编号	1	2	3	4	5	6	7	8	9	10
针刺前	600	600	685	1050	900	1125	1400	750	1000	1500
针次后	610	700	575	600	600	1425	1350	825	800	1440

解　(1) 建立假设和确定检验水准．

H_0：配对差值总体中位数 $= 0$；H_1：配对差值总体中位数 $\neq 0$，$\alpha = 0.05$

(2) 求配对差值及秩和，见表 7-6．

表 7-6

编号 ①	针刺前 ②	针刺后 ③	针刺前后差异值 ④=②-③	差值符号 ⑤	秩次 ⑥
1	600	610	−10	−	−1
2	600	700	−100	−	−5
3	685	575	110	+	+6

续表

编号	针刺前	针刺后	针刺前后差异值	差值符号	秩次
①	②	③	④=②-③	⑤	⑥
4	1050	600	450	+	+10
5	900	600	300	+	+8.5
6	1125	1425	-300	-	-8.5
7	1400	1350	50	+	+2
8	750	825	-75	-	-4
9	1000	800	200	+	+9
10	1500	1440	60	-	+3
			$n=10$	$T=18.5$	$T=36.5$

(3) 确定检验统计量并确定 P 值,作出推断.

取 $T=18.5$,查配对比较符号秩和检验 T 界值表,因统计量 T 值在侧检验 0.05 显著水平上、下界值范围 $(8,47)$ 之内,$P>0.05$.

接受 H_0,即针次前后无差异.

4. 西、中两种药物治疗病情、病期相似的黄疸型肝炎,黄疸消退天数如表 7-7,西药组 55 例的中位数为 12.58 天,中药组 49 例的中位数为 10.11 天,问两药黄疸消退天数的中位数是否不同?

表 7-7　两药的黄疸消退天数

黄疸消退天数	7	8	9	10	11	12	13	14	15
西药组	2	5	10	18	9	4	4	2	1
中药组	3	8	12	14	5	2	2	1	1

解　(1) 建立假设和确定检验水准.

H_0:甲、乙两药治疗黄疸肝炎的黄疸消退天数的总体中位数相同,即

$$M_1=M_2, H_1:M_1\neq M_2, \alpha=0.05$$

(2) 计算 χ^2 的值:

1) 将各样本观察值混合,编制频数表,见表 7-8.

表 7-8

黄疸消退天数	西药组	中药组	合计	累计
(1)	(2)	(3)	(4)	(5)
7	2	3	5	5
8	5	8	13	23
9	10	12	22	45
10	18	14	32	77
11	9	5	14	
12	4	3	7	
13	4	2	6	
14	2	1	3	
15	1	1	2	
合计	55	49	104	
中位数	12.58	10.11		

2) 求出混合数据的中位数 M,本题 104 例,其中位数秩次为 52,53,故其混合后数据的中位数可算为 10 天.

3) 分别算出各样本中大于及小于等于 M 的观察值个数,列成表 7-9.

表 7-9

	西药	中药	合计
>10.00 的频数	20	12	32
≤10.00 的频数	35	37	72
合计	55	49	104

4) 计算 χ^2 的值：

$$\chi^2 = 104\left(\frac{20^2}{32 \times 55} + \frac{12^2}{32 \times 49} + \frac{35^2}{55 \times 72} + \frac{37^2}{49 \times 72} - 1\right) = 2.08$$

(3) 确定 P 值．查 χ^2 界值表得 $\chi^2 < \chi^2_{0.05} = 3.841, P > 0.05$.

(4) 判断结果．按 $\alpha = 0.05$ 水准，接受 H_0，拒绝 H_1，可认为甲、乙两药治疗黄疸肝炎的黄疸消退天数的总体中位数相同．

5. 某研究室用活血方治疗 387 例银屑病，4 种活血方的疗效见表 7-10，试分析是否有差异．

表 7-10　4 种活血方法治疗银屑病的疗效

	平肝活血方	乌梅活血方	祛风活血方	阴阳活血方
基本痊愈	45	11	11	4
显著好转	38	24	8	8
好转	51	34	16	25
无效	38	31	18	25

解　(1) 建立假设和确定检验水准．

H_0：4 种活血方疗效无差异；H_1：4 种活血方疗效有差异，$\alpha = 0.05$.

(2) 编秩，求秩和，见表 7-11.

表 7-11

疗效 ①	平肝 ②	乌梅 ③	祛风 ④	养阴 ⑤	合计 ⑥	秩次范围 ⑦	平均秩次 ⑧	秩 ⑨	和 ⑩	R_i ⑪	⑫
基本治疗	45	11	11	4	71	1~71	36	1620	396	396	144
显著好转	38	24	8	8	78	72~149	110.5	4199	2652	884	884
好转	51	34	16	25	126	150~275	212.5	10837.5	7225	3400	5312.5
无效	38	31	18	25	112	276~387	331.5	12597	10276.5	5967	8287.5
合计	172 (n_1)	100 (n_2)	53 (n_3)	62 (n_4)	387 (N)			29253.5 (R_1)	20549.5 (R_2)	10647 (R_3)	14628 (R_4)

(3) 求 H 值：

$$H = \frac{12}{387(387+1)}\left(\frac{29253.5^2}{172} + \frac{20549.5^2}{100} + \frac{10647^2}{53} + \frac{14628^2}{62}\right) - 3 \times (387+1) = 17.83$$

(4) 结论．由于

$$H = 17.83 > \chi^2_{0.05} = 12.84, P < 0.05$$

按显著水平 $\alpha = 0.05$ 拒绝 H_0，接受 H_1，即 4 种活血方疗效有差异．

6. 调查慢性气管炎与开始吸烟年龄的关系得资料如表 7-12，问患者组与对照组开始吸烟年龄差别有无统计意义．

表 7-12

组别	吸烟年龄				合计
	<21	21~	31~	41~	
吸烟组	82	60	12	9	163

续表

组别	吸烟年龄				合计
	<21	21~	31~	41~	
对照组	43	67	14	4	128
合计	125	127	26	13	291

解 (1) H_0：患者组与对照组开始吸烟年龄无差别；

H_1：患者组与对照组开始吸烟年龄有差别，$\alpha = 0.05$.

(2) 编秩，并计算秩和见表 7-13：

表 7-13

组别 ①	吸烟组 ②	对照组 ③	合计 ④	秩次范围 ⑤	平均秩次 ⑥	秩 和	
						吸烟组⑦=②×⑥	对照组⑧=③×⑥
<21	82	43	125	1~125	63	5166	2709
21~	60	67	127	126~252	189	11340	12663
31~	12	14	26	253~278	265.5	3186	3717
41~	9	4	13	279~291	285	2562	1140
合计	163(n_2)	128(n_1)	291(N)	—	—	22254	20229(T)

$$u = \frac{\left| 20229 - \frac{128(291+1)}{2} \right| - 0.5}{\sqrt{128 \times 163 \times \frac{(291+1)}{12}}} = 2.16$$

再校正 u_c：

$$\sum (t_j^3 - t_j) = (125^3 - 125) + (127^3 - 127) + (26^3 - 26) + (13^3 - 13) = 4020990$$

$$C = 1 - \frac{\sum (t_j^3 - t_j)}{N^3 - N} = \frac{4020990}{291^3 - 291} = 0.84$$

$$u_c = \frac{u}{\sqrt{C}} = \frac{2.16}{\sqrt{0.84}} = 2.35$$

而 $u_{0.05} = 1.96$，故 $P < 0.05$.

(3) 按 $\alpha = 0.05$ 显著水平拒绝 H_0，接受 H_1，认为患者组与吸烟年龄有关.

7. 试检验表 7-14 资料针刺不同穴位的镇痛效果有无差别?

表 7-14 针刺不同穴位的镇痛效果

镇痛效果	各穴位的观察频数		
+	38	53	47
++	44	29	23
+++	12	28	19
++++	24	16	25

解 (1) 建立假设和确定检验水准.

(2) 编秩，求秩和，见表 7-15：　　　　**表 7-15**

镇痛效果 ①	各穴位频数 ②	③	④	合计 ⑤	秩次范围 ⑥	平均秩次 ⑦	秩 和 ⑧	⑨	R_i ⑩
+	38	53	47	138	1~138	69.5	2641	3683.5	3266.5
++	44	29	23	96	139~234	186.5	8206	5408.5	4289.5

续表

镇痛效果	各穴位频数			合计	秩次范围	平均秩次	秩	和	R_i
①	②	③	④	⑤	⑥	⑦	⑧	⑨	⑩
+++	12	28	19	59	235~293	264	3168	7392	5016
++++	24	16	33	73	294~366	330	7920	5280	10890
合计	118 (n_1)	126 (n_2)	122 (n_3)	366 (N)			9667 (R_1)	4689 (R_2)	4005.5 (R_3)

(3) 求 H 的值:

$$H = \frac{12}{366(366+1)}\left(\frac{21935^2}{118} + \frac{21764^2}{126} + \frac{23462^2}{122}\right) - 3 \times (366+1) = 2.21$$

(4) 结论:因为 $H = 2.21 < \chi^2_{0.05(2)} = 5.99$,故 $P > 0.05$. 按 $\alpha = 0.05$ 显著水平接受 H_0,即针刺不同穴位的镇痛效果无差异.

8. 调查新复方治疗高血压病效果的临床试验,并与标准对照药物降压片、安慰剂比较,结果如表 7-16,问三种药物效果有无差别?

表 7-16　三种药物治疗高血压病的有效率

组别	有效	无效	合计	有效率(%)
新复方	35	5	40	87.50
降压片	20	10	30	66.67
安慰剂	7	23	32	21.88
合计	62	40	102	60.70

解 (1) 建立假设和确定检验水准:

H_0:三种药物效果无差异;H_1:三种药物效果有差异,$\alpha = 0.05$.

(2) 编秩,求秩和,见表 7-17:

表 7-17

疗效	新复方	降压方	安慰剂	合计	秩次范围	平均秩次	秩新复方	和降压方	R_i 安慰剂
①	②	③	④	⑤	⑥	⑦	⑧	⑨	⑩
有效	33	20	7	62	1~62	31.5	1102.5	630	220.5
无效	5	10	25	40	63~102	82.5	412.5	825	2062.5
合计	40 (n_1)	30 (n_2)	32 (n_3)	102 (N)			1515 (R_1)	1455 (R_2)	2283 (R_3)

(3) 计算 H 值:

$$H = \frac{12}{102(102+1)}\left(\frac{1515^2}{40} + \frac{1455^2}{30} + \frac{2283^2}{32}\right) - 3 \times (102+1) = 23$$

(4) 结论:由于 $H = 23 > \chi^2_{0.05(2)} = 5.99$,所以 $P < 0.05$,差异有统计意义;可以认为三种药物效果有差异.

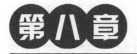

相关与回归

一、内 容 提 要

相关与回归是研究多个变量(至少有一个是随机变量)相互关系的统计方法．在本章中,先介绍衡量两个变量相关关系密切程度的工具——散点图与相关系数．接着讲述相关系数的显著性检验,由此来判断总体相关有无统计意义? 在此基础上讲述了用来描述两个变量间数量规律的一元线性回归,最后简单介绍回归在预测与控制中的应用．此外在实际问题当中还会遇到多元线性回归与曲线回归的问题,此时就需要借助计算机软件来操作．

二、基 本 概 念

(一) 相关分析

1. 总体相关系数 ρ :

$$\rho = \frac{E[X - E(X)][Y - E(Y)]}{\sqrt{D(X) \cdot D(Y)}}$$

它具有如下性质:① $|\rho| \leqslant 1$;② 当 $Y = a + bX$ 时, $|\rho| = 1$;③ 若 X 与 Y 独立,则 $\rho = 0$,其中, a 与 b 为任意常数, $a \neq 0$.

2. 样本相关系数 r :

$$r = \frac{l_{xy}}{\sqrt{l_{xx} \cdot l_{yy}}}$$

它具有如下性质:① $|r| \leqslant 1$;②当 $y_i = a + bx_i$ 时, $|r| = 1$. 其中,离差平方和 l_{xx} , l_{yy} 和协差平方和 l_{xy} 的计算公式如下:

$$l_{xx} = \sum_{i=1}^{n} (x_i - \overline{x})^2 = \sum_{i=1}^{n} x_i^2 - \frac{1}{n} \left(\sum_{i=1}^{n} x_i \right)^2$$

$$l_{yy} = \sum_{i=1}^{n} (y_i - \overline{y})^2 = \sum_{i=1}^{n} y_i^2 - \frac{1}{n} \left(\sum_{i=1}^{n} y_i \right)^2$$

$$l_{xy} = \sum_{i=1}^{n} (x_i - \overline{x})(y_i - \overline{y}) = \sum_{i=1}^{n} x_i y_i - \frac{1}{n} \left(\sum_{i=1}^{n} x_i \right) \left(\sum_{i=1}^{n} y_i \right)$$

3. 相关系数的检验:统计假设 $H_0 : \rho = 0$.

(1) r 检验:统计量 $r = l_{xy} / \sqrt{l_{xx} \cdot l_{yy}}$,自由度 $f = n - 2$;

(2) t 检验:统计量 $t = r \sqrt{n-2} / \sqrt{1-r^2}$,自由度 $f = n - 2$.

(二) 线性回归方程

1. 一元线性回归方程的数学模型

$$\mu_y = \alpha + \beta x$$

其中, α , β 是常数, β 叫回归系数, $\mu_y = E(Y)$.

(1) 参数 α , β 的最小二乘法估计值 a 与 b : $b = l_{xy} / l_{xx}$, $a = \overline{y} - b\overline{x}$;

(2) 回归方程的估计式: $\hat{y} = a + bx$.

2. 回归方程的显著性检验:统计假设 H_0:回归方程无显著意义.

(1) 离差平方和的计算公式:$SS_总 = l_{yy}$,$SS_回 = l_{xy}^2/l_{xx} = b^2 l_{xx}$,$SS_残 = l_{yy} - l_{xy}^2/l_{xx}$.

(2) 方差分析如表 8-1 所示.

表 8-1

差异来源	SS	自由度	$MS(S^2)$	统计量 F	界值
回归	$SS_回$	1	$SS_回$	$(n-2)SS_回/SS_残$	F_α
残差	$SS_残$	$n-2$	$SS_残/(n-2)$		
总和	$SS_总$	$n-1$			

(3) 统计量:$F = (n-2)SS_回/SS_残$ 服从自由度为 $(1, n-2)$ 的 F 分布.

3. 当 $x = x_0$ 时,预测值 y_0 和 μ_{y_0} 的区间估计.

(1) y_0 的 $100 \times (1-\alpha)\%$ 置信区间为

$$\left(\hat{y}_0 \mp t_{\alpha/2} \cdot S \cdot \sqrt{1 + \frac{1}{n} + \frac{(x_0 - \bar{x})^2}{l_{xx}}} \right)$$

(2) μ_{y_0} 的 $100 \times (1-\alpha)\%$ 置信区间为

$$\left(\hat{y}_0 \mp t_{\alpha/2} \cdot S \cdot \sqrt{\frac{1}{n} + \frac{(x_0 - \bar{x})^2}{l_{xx}}} \right)$$

其中,$\hat{y}_0 = a + bx_0$,$t_{\alpha/2} = t_{\alpha/2}(n-2)$,$S = \sqrt{SS_残/(n-2)}$.

4. 多元线性回归方程

$$\mu_y = \beta_0 + \beta_1 x_1 + \beta_2 x_2 + \cdots + \beta_m x_m$$

其中,x_1 ,x_2 ,$\cdots$,x_m 是回归变量,β_0 ,β_1 ,β_2 ,$\cdots$,β_m 是回归系数.

(1) 估计式:

$$\hat{y} = b_0 + b_1 x_1 + b_2 x_2 + \cdots + b_m x_m$$

其中,回归系数估计值 b_0 ,b_1 ,b_2 ,$\cdots$,b_m ,可由下面方程组解得:

$$\begin{cases} l_{11}b_1 + l_{12}b_2 + \cdots + l_{1m} \cdot b_m = l_{1y}, \\ l_{11}b_1 + l_{12}b_2 + \cdots + l_{1m} \cdot b_m = l_{2y}, \\ \cdots \\ l_{11}b_1 + l_{12}b_2 + \cdots + l_{1m} \cdot b_m = l_{my}, \\ b_0 = \bar{y} - b_1 \bar{x}_1 - b_2 \bar{x}_2 - \cdots - b_m \bar{x}_m \end{cases}$$

其中,$l_{ij} = l_{x_i x_j}, 1 \leqslant i, j \leqslant m$,$l_{iy} = l_{x_i y}, 1 \leqslant i \leqslant m$.

(2) 回归方程的显著性检验的统计假设:

H_0:回归方程无显著意义.

(3) 方差分析表(表 8-2):

表 8-2

差异来源	SS	自由度	$MS(S^2)$	统计量 F	界值
回归	$SS_回$	m	$\dfrac{SS_回}{m}$	$\dfrac{(n-m-1)SS_回}{mSS_残}$	$F_\alpha(m, n-m-1)$
残差	$SS_残$	$n-m-1$	$\dfrac{SS_残}{n-m-1}$		
总和	$SS_总$	$n-1$			

其中,

$$SS_回 = \sum_{i=1}^{n} (\hat{y}_i - \bar{y})^2 = b_1 l_{1y} + b_2 l_{2y} + \cdots + b_m l_{my}$$

$$SS_残 = SS_总 - SS_回 = l_{yy} - SS_回$$

(4) 复相关系数 $R = \sqrt{SS_回/SS_总}$.

(5) 半数致死量 LD_{50} 和半数有效量 ED_{50} 的估计.

(6) 概率单位法(一元线性回归法).

1) 建立剂量对数 y 关于概率单位 x 的回归方程

$$\hat{y} = a + bx$$

其中, $y = \lg D$, $x = \Phi^{-1}(P) + 5$. $\Phi^{-1}(P)$ 的值可根据死亡率 $P(0 < P < 1)$ 反查标准正态分布表得到.

2) LD_{50} 的估计公式

$$LD_{50} = \lg^{-1} \hat{y}_0 = \lg^{-1}(a + 5b)$$

3) LD_{50} 的区间估计公式

$$\lg^{-1}\left(\hat{y}_0 \mp t_{a/2}(n-2) \cdot S \cdot \sqrt{\frac{1}{n} + \frac{(5 - \bar{x})^2}{l_{xx}}}\right)$$

(7) 序贯法(上下法).

1) 从符号改变的前一次试验开始,记录每次试验剂量的对数 $x_i = \lg D_i$

2) LD_{50} 的估计公式

$$LD_{50} = \lg^{-1} \bar{x} = \lg^{-1}\left(\frac{1}{n}\sum_{i=1}^{n} x_i\right)$$

3) LD_{50} 的区间估计公式

$$\lg^{-1}(\bar{x} \mp t_{a/2} \cdot S_0)$$

其中,标准误 $S_0 = S/\sqrt{n}$, $t_{a/2} = t_{a/2}(n-1)$.

三、习题八解答

1. 两个变量的相关是什么意思?给出变量 x 的一组样本数据和变量 y 的一组样本数据,这样能研究其相关性吗?为什么?

解 相关是指两随机变量间的相互依赖的关系,即一个变量改变,另一个变量的分布也会随着改变. 给出变量 x 和 y 的两组数据不能研究其相关性,因为两个相关变量的样本数据应是有关联的 n 对数据.

2. 用显微定量法,测定二陈丸中茯苓浓度 x 与镜检菌丝数目 y 如表 8-3 试作 y 和 x 之间的散点图,计算相关系数并检验其显著性($\alpha = 0.05$).

表 8-3

浓度 x/(mg/ml)	2.07	4.14	6.21	8.28	10.34
镜检数 y	60	142	203	268	309

解 计算 l_{xy} , l_{xx} 和 l_{yy} ,见表 8-4

表 8-4

项目	X	Y	XY
$\sum d$	31.04	982	7386.81
$\sum d^2$	235.46	232278	

$$l_{xy} = 7386.81 - \frac{31.04 \times 982}{5} = 1290.55$$

$$l_{xx} = 235.46 - \frac{31.04^2}{5} = 42.77$$

$$l_{yy} = 232278 - \frac{982^2}{5} = 39413.2$$

样本相关系数

$$r = \frac{1290.55}{\sqrt{42.77 \times 39413.2}} = 0.994$$

相关系数的检验:统计假设

$$H_0 : \rho = 0$$

已知 $\alpha = 0.05$，$n - 2 = 3$，查表 $r_{\frac{0.05}{2}}(3) = 0.878$. 因为 $= |r| = |0.994| > r_{\frac{0.05}{2}}(3) = 0.878$，所以有显著性意义.

3. 用光电比色计检验尿汞，得尿汞含量 x（mg/l）与消光系数读数 y 的数据如表 8-5 所示. 计算相关系数，并检验其显著性（$\alpha = 0.05$）.

表 8-5

含量 x/(mg/l)	2	4	6	8	10
读数 y	64	138	205	285	320

解 计算 l_{xy}，l_{xx} 和 l_{yy}，见表 8-6

表 8-6

项目	X	Y	XY
$\sum d$	30	1012	7390
$\sum d^2$	220	248790	

$$l_{xy} = 7390 - \frac{30 \times 1012}{5} = 1318$$

$$l_{xx} = 220 - \frac{30^2}{5} = 40$$

$$l_{yy} = 248790 - \frac{1012^2}{5} = 43961.2$$

样本相关系数

$$r = \frac{1318}{\sqrt{40 \times 43961.2}} = 0.994$$

相关系数的检验:统计假设

$$H_0 : \rho = 0$$

已知 $\alpha = 0.05$，$n - 2 = 3$，查表 $r_{\frac{0.05}{2}}(3) = 0.878$. 因为 $|r| = |0.994| > r_{\frac{0.05}{2}}(3) = 0.878$，所以有显著性意义.

4. 任何成对数数据的资料一般总可计算出 a 和 b，但是 $\hat{y} = a + bx$ 却不一定有意义. 怎样判断回归方程是有意义的？能否用相关系数 r 来判断？

解 可以用方差分析法（或 t 检验），统计假设

H_0 :回归方程无显著意义（或 $\beta = 0$）

方差分析的统计量 $F = (n - 2)SS_{回} / (SS_{残})$ 服从自由度为 $(1, n - 2)$ 的 F 分布，t 检验的统计量 $t = b / \sqrt{SS_{残} / (n - 2)}$ 服从自由度 $f = n - 2$ 的 t 分布. 对一元线性回归方程可以用相关系数 r 来判断. 因相关系数有显著性意义，回归方程的显著性检验也一定有显著性意义.

5. 用两种方法来测定碳的含量，一种是经典的燃烧法，另一种是简单易行的间接法. 对相同的样本分别测定得数据如表 8-7.

表 8-7

经典法 x	1.53	0.87	3.07	6.84	2.15	4.18
简便法 y	2.46	1.54	4.82	9.94	3.68	6.14

（1）求关 y 关于 x 的回归方程和 x 关于 y 的回归方程；

（2）检验 y 关于 x 回归方程的显著性（$\alpha = 0.05$）；

（3）上述两个回归方程的回归系数 b_1 与 b_2 之积与相关系数 r 有何关系？

解 计算 l_{xy}，l_{xx} 和 l_{yy}，见表 8-8：

表 8-8

项目	X	Y	XY
$\sum d$	18.640	28.580	121.468
$\sum d^2$	81.403	181.701	

$$l_{xy} = 121.468 - \frac{18.640 \times 28.580}{6} \approx 32.679$$

$$l_{xx} = 81.403 - \frac{18.640^2}{6} \approx 23.495$$

$$l_{yy} = 181.701 - \frac{28.580^2}{6} \approx 45.565$$

(1) $\bar{x} = \frac{1}{6} \times 18.640 \approx 3.107$，$\bar{y} = \frac{1}{6} \times 28.580 \approx 4.763$

$$b_1 = \frac{32.679}{23.495} \approx 1.391，\quad a = 4.763 - 1.391 \times 3.107 \approx 0.441$$

y 关于 x 的回归方程为

$$\hat{y} = 0.441 + 1.391x$$

$$b_2 = \frac{32.679}{45.565} \approx 0.717，\quad a = 3.107 - 0.717 \times 4.763 \approx -0.308$$

x 关于 y 的回归方程为

$$\hat{x} = -0.308 + 0.717y$$

(2) y 关于 x 的回归方程 $\hat{y} = 0.441 + 1.391x$ 的显著性检验

$$SS_{回} = \frac{32.679^2}{23.495} \approx 45.454，\quad SS_{残} = 45.565 - 45.454 = 0.111$$

统计假设

H_0：回归方程无显著意义方差分析见表 8-9.

表 8-9　方差分析表

差异来源	SS	自由度	$MS(S^2)$	统计量 F	界值(0.05)
回归	45.454	1	45.454	1623.357	7.71
残差	0.111	4	0.028		
总和	45.565	5			

所以 $p < 0.05$，回归方程有显著性意义.

(3) 因为 $b_1 = \frac{l_{xy}}{l_{xx}}$，$b_2 = \frac{l_{xy}}{l_{yy}}$，$r = \frac{l_{xy}}{\sqrt{l_{xx} \cdot l_{yy}}}$，所以 $r^2 = b_1 \cdot b_2$.

6. 在第 3 题中，建立 y 关于 x 的回归方程. 若测得尿汞含量为 5(mg/L)时，求其预测值 y_0 和 μ_{y_0} 的区间估计($\alpha = 0.05$).

解　(1) 建立 y 关于 x 的回归方程. 由第 3 题的计算结果可得

$$\bar{x} = \frac{1}{5} \times 30 = 6，\quad \bar{y} = \frac{1}{5} \times 1012 = 202.4$$

$$b = 1318/40 = 32.95，\quad a = 202.4 - 32.95 \times 6 = 4.7$$

y 关于 x 的回归方程为：

$$\hat{y} = 4.7 + 32.95x$$

(2) 当 $x = 5$ 时，y_0 和 μ_{y_0} 的 95% 置信区间

$$\hat{y}_0 = 4.7 + 32.95 \times 5 = 169.45，\quad t_{0.05/2}(3) = 3.182$$

$$S = \sqrt{\frac{43961.2 - \frac{1318^2}{40}}{5 - 2}} = 13.33$$

$$t_{\alpha/2} \cdot S \cdot \sqrt{1 + \frac{1}{n} + \frac{(x_0 - \bar{x})^2}{l_{xx}}} = 3.182 \times 13.33 \times \sqrt{1 + \frac{1}{5} + \frac{(5 - 6)^2}{40}} = 46.95$$

y_0 的 95% 置信区间为 (169.45 ± 46.95) 或 (122.50, 216.40).

$$t_{\alpha/2} \cdot S \cdot \sqrt{\frac{1}{n} + \frac{(x_0 - \bar{x})^2}{l_{xx}}} = 3.182 \times 13.33 \times \sqrt{\frac{1}{5} + \frac{(5 - 6)^2}{40}} = 20.12$$

μ_{y_0} 的 95% 置信区间为 (169.45 ± 20.12) 或 (149.33, 189.57).

7. 将某药物注射于小白鼠体内,得死亡结果如表 8-10. 用简单的回归法求 LD_{50} 的估计值.

表 8-10

剂量/(mg/kg)	30	36	43.2	51.8	62.2	74.6	89.5	107.4
注射鼠数	20	20	20	20	20	20	20	20
死亡鼠数	0	2	5	9	12	16	18	20

解 去掉死亡率为 0 和 1 的两个数据,得对数剂量 y 与概率单位 x 的数据,如表 8-11.

表 8-11

对数剂量 y	1.556	1.635	1.714	1.794	1.873	1.952
死亡率 p	0.1	0.25	0.45	0.6	0.8	0.9
概率单位 x	3.718	4.326	4.874	5.253	5.842	6.282

(1) 建立 y 关于 x 的回归方程,计算 l_{xy},l_{xx} 和 l_{yy},见表 8-12.

表 8-12

项目	X	Y	XY
$\sum d$	30.295	10.524	53.841
$\sum d^2$	157.476	18.570	

$$l_{xy} = 53.841 - \frac{30.295 \times 10.524}{6} \approx 0.704$$

$$l_{xx} = 157.476 - \frac{30.295^2}{6} \approx 4.511$$

$$l_{yy} = 18.570 - \frac{10.524^2}{6} \approx 0.111$$

$$\bar{x} = \frac{1}{6} \times 30.295 = 5.049, \quad \bar{y} = \frac{1}{6} \times 10.524 = 1.754$$

$$b = \frac{0.704}{4.511} = 0.156, \quad a = 1.754 - 0.156 \times 5.049 = 0.966$$

y 关于 x 的回归方程为

$$\hat{y} = 0.966 + 0.156x$$

(2) $\hat{y}_0 = 0.966 + 0.156 \times 5 = 1.746$,　$LD_{50} = \lg^{-1} \hat{y}_0 = \lg^{-1} 1.746 = 55.719$

8. 为测定某药的 LD_{50},由实验得数据如表 8-13,求 LD_{50} 的估计值和区间估计($\alpha = 0.05$).

表 8-13

剂量/(mg/kg)	200	260	338	439.4	571.2
死亡率/%	10	30	60	80	90

解 得对数剂量 y 与概率单位 x 的数据,如表 8-14.

表 8-14

对数剂量 y	2.301	2.415	2.529	2.643	2.757
概率单位 x	3.718	4.476	5.253	5.842	6.282

(1) 建立 y 关于 x 的回归方程,计算 l_{xy},l_{xx} 和 l_{yy},见表 8-15.

表 8-15

项目	X	Y	XY
$\sum d$	25.571	12.645	65.408
$\sum d^2$	135.038	32.109	

$$l_{xy} = 65.408 - \frac{25.571 \times 12.645}{5} \approx 0.740$$

$$l_{xx} = 135.038 - \frac{25.571^2}{5} \approx 4.267$$

$$l_{yy} = 32.109 - \frac{12.645^2}{5} \approx 0.130$$

$$\overline{x} = \frac{1}{5} \times 25.57 \approx 5.114, \quad \overline{y} = \frac{1}{5} \times 12.645 \approx 2.529$$

$$b = \frac{0.740}{4.267} = 0.173, \quad a = 2.529 - 0.173 \times 5.114 = 1.642$$

y 关于 x 的回归方程为

$$\hat{y} = 1.642 + 0.173x$$

(2) $\hat{y}_0 = 1.642 + 0.173 \times 5 = 2.507$，$\quad \mathrm{LD}_{50} = \lg^{-1}\hat{y}_0 = \lg^{-1}2.507 = 321.366$

(3) $t_{0.05/2}(3) = 3.182$，$\quad S = \sqrt{(0.130 - 0.740^2/4.267)/(5-2)} = 0.024$

$$t_{\alpha/2} \cdot S \cdot \sqrt{\frac{1}{n} + \frac{(x_0 - \overline{x})^2}{l_{xx}}} = 3.182 \times 0.024 \times \sqrt{\frac{1}{5} + \frac{(5 - 5.114)^2}{4.267}} = 0.034$$

LD_{50} 的 95% 置信区间为 $\lg^{-1}(2.507 \pm 0.034)$，即 $(297.17, 347.54)$.

9. 为求某药的 LD_{50}，得序贯试验资料如表 8-16. 求 LD_{50} 的估计值和区间估计 $(\alpha = 0.05)$.

表 8-16

剂量 D	$\lg D$									
45	1.653	1								
40	1.602		1		1		1	1	1	1
35	1.544		0	1	0	0	0	1	0	0
30	1.477				0			0	0	

解 从第二次实验开始计数，得剂量对数 $\lg D$ 的资料，如表 8-17

表 8-17

$x = \lg D$	1.602	1.544	1.477
频数	6	9	3

$$n = 6 + 9 + 3 = 18, \quad \overline{x} = \frac{1}{18} \times (1.602 \times 6 + 1.54 \times 9 + 1.477 \times 3) = 1.552$$

$$S_0 = \sqrt{\frac{6 \times (1.602 - 1.552)^2 + 9 \times (1.544 - 1.552)^2 + 3 \times (1.477 - 1.552)^2}{18 \times 17}} = 0.0103$$

$$\mathrm{LD}_{50} = \lg^{-1}\overline{x} = \lg^{-1}1.552 = 35.645$$

$$t_{\alpha/2}(17) = 2.110, \quad t_{\alpha/2} \cdot S_0 = 2.110 \times 0.0103 = 0.0217$$

LD_{50} 的 95% 置信区间为 $\lg^{-1}(1.552 \pm 0.0217)$，即 $(33.92, 37.49)$.

*10. 一元线性回归方程显著性的 F 检验中，统计量 F 的自由度为 $(1, n-2)$，那么 m 元线性回归方程显著性的 F 检验中，统计量 F 的自由度是什么？

解 因为在一元线性回归方程显著性的 F 检验中，统计量 F 的自由度 f_1 等于自变量的个数，即 $f_1 = 1$. $f_2 = n - 1 - $ 自变量个数 $= n - 2$，所以在 m 元线性回归方程显著性的 F 检验中，统计量 F 的自由度为 $(m, n-m-1)$.

*11. 多元线性回归方程的复相关系数 $R = \sqrt{SS_回 / SS_总}$，在一元线性回归方程中，R 和样本相关系数 r 数值上有什么关系？

解 因为

$$R = \sqrt{\frac{SS_回}{SS_总}} = \sqrt{\frac{l_{xy}^2/l_{xx}}{l_{yy}}} = \sqrt{\frac{l_{xy}^2}{l_{xx} \cdot l_{yy}}}, \quad r = \frac{l_{xy}}{\sqrt{l_{xx} \cdot l_{yy}}}$$

所以 $R = |r|$.

四、补充习题及解答

1. 填空题

(1) 已知变量 y 与常数 a 的差与变量 x 的倒数成正比,即 $y-a=\dfrac{b}{x}$. 若令 $t=$ _____,则可把 y 与 x 的关系用 y 与 t 的线性关系_____来描述.

(2) m 元线性回归方程显著性检验的方差分析中,例数 n 和 m 应满足_____.

(3) 已知线性回归方程 $\hat{y}=a+bx$ 的 $a=7$,$b=2$. 若样本容量 $n=5$,两变量的协差平方和 $l_{xy}=12$,$\sum x_i^2=51$,则样本均数 $\bar{x}=$_____,$\bar{y}=$_____.

解 (1) 因为 y 与 x 的关系可表示为 $y=a+\dfrac{b}{x}$,若令 $t=\dfrac{1}{x}$,则 y 与 t 的关系可表示为 $y=a+bt$.

(2) 因为残差平方和 $SS_{残}$ 的自由度 $f=n-m-1$ 必需大于 0,所以 $n-m>1$.

(3) 因为 $b=\dfrac{l_{xy}}{l_{xx}}$,所以有 $2=\dfrac{12}{l_{xx}}$,由此可解得 $l_{xx}=6$.

因为 $l_{xx}=\sum x_i^2-n\bar{x}^2$,所以有 $6=51-5\times\bar{x}^2$,由此可解得 $\bar{x}=\pm3$.

因为 $a=\bar{y}-b\bar{x}$,所以有 $7=\bar{y}-2\times(\pm3)$,由此可解得 $\bar{y}=7\pm6$.

2. 测得 10 名 20 岁男青年的身高 Y 与前臂 X 长资料如表 8-18 所示.

表 8-18

X/cm	47	42	44	41	47	50	47	46	49	43
Y/cm	170	173	160	155	173	188	178	183	180	165

(1) 男青年身高与前臂长之间有无相关关系?

(2) 建立身高 Y 关于前臂长 X 的回归方程,并用方差分析法对回归方程作显著性检验;

(3) 当前臂长 $X=48$ 时,求身高 Y 的估计值及 95% 的区间估计;

(4) 建立前臂长 X 关于身高 Y 的回归方程.

解 计算 l_{xy},l_{xx} 和 l_{yy}(表 8-19).

表 8-19

项目	X	Y	XY
$\sum d$	456	1725	78881
$\sum d^2$	20874	298525	

$$l_{xy}=78881-\frac{456\times1725}{10}=221$$

$$l_{xx}=20874-\frac{456^2}{10}=80.4$$

$$l_{yy}=298525-\frac{1725^2}{10}=962.5$$

(1) 身高与前臂长之间的相关分析.

统计假设

$$H_0:\rho=0$$

$$r=\frac{221}{\sqrt{80.4\times962.5}}=0.794$$

已知 $\alpha=0.05$,$n-2=8$,查表 $r_{\frac{0.05}{2}}(8)=0.632$. 因为 $|r|=|0.794|>r_{\frac{0.05}{2}}(8)=0.632$,所以身高与前臂长之间的相关性有显著性意义.

(2) 身高 Y 关于前臂长 X 的回归方程及回归方程显著性的 F 检验.

$$\bar{x}=\frac{1}{10}\times456=45.6,\qquad \bar{y}=\frac{1}{10}\times1725=172.5$$

$$b = \frac{221}{80.4} = 2.749 , \quad a = 172.5 - 2.749 \times 45.6 = 47.157$$

y 关于 x 的回归方程

$$\hat{y} = 47.157 + 2.749x$$

$$SS_{回} = \frac{221^2}{80.4} \approx 607.475 , \quad SS_{残} = 962.5 - 607.475 = 355.025$$

统计假设

H_0:回归方程无显著意义方差分析见表 8-20.

表 8-20 方差分析表

差异来源	SS	自由度	$MS(S^2)$	统计量 F	界值(0.01)
回归	607.475	1	607.475	13.689	11.26
残差	355.025	8	44.378		
总和	962.5	9			

统计结论:回归方程有显著意义.

(3) 当前臂长 $X = 48$ 时,身高 Y 的估计值及 95% 的区间估计.

$$\hat{y}_0 = 47.157 + 2.749 \times 48 = 179.097 , \quad t_{0.05/2}(8) = 2.306$$

$$S = \sqrt{\frac{962.5 - \dfrac{211^2}{80.4}}{10 - 2}} = 6.662$$

$$t_{a/2} \cdot S \cdot \sqrt{1 + \frac{1}{n} + \frac{(x_0 - \overline{x})^2}{l_{xx}}} = 2.306 \times 6.662 \times \sqrt{1 + \frac{1}{10} + \frac{(48 - 45.6)^2}{80.4}} = 16.628$$

y_0 的 95% 置信区间为 (179.097 ± 16.628) 或 $(162.469, 195.725)$.

(4) 前臂长 X 关于身高 Y 的回归方程.

$$b = \frac{221}{962.5} = 0.230 , \quad a = 45.6 - 0.230 \times 172.5 = 5.925$$

前臂长 X 关于身高 Y 的回归方程为

$$\hat{x} = 5.925 + 0.230y$$

3. 测得 10 名健康妇女的收缩压 Y 和年龄 X 的数据如表 8-21 所示.

表 8-21

X/年	56	42	72	36	63	47	55	49	38	42
Y/mmHg	147	125	160	118	149	128	150	145	115	140

(1) 收缩压与年龄之间有无相关关系?

(2) 建立收缩压 Y 关于年龄 X 的回归方程,并用方差分析法对回归方程作显著性检验;

(3) 当年龄 $X = 48$ 岁时,求收缩压均值 μ_{y_0} 的估计值及 95% 的区间估计.

解 计算 l_{xy},l_{xx} 和 l_{yy}(表 8-22).

表 8-22

项目	X	Y	XY
$\sum d$	500	1377	70258
$\sum d^2$	26192	191693	

$$l_{xy} = 70258 - \frac{500 \times 1377}{10} = 1408$$

$$l_{xx} = 26192 - \frac{500^2}{10} = 1192$$

$$l_{yy} = 191693 - \frac{1377^2}{10} = 2080.1$$

(1) 收缩压与年龄之间相关分析.

统计假设

$$H_0 : \rho = 0$$

$$r = \frac{1408}{\sqrt{1192 \times 2080.1}} = 0.894$$

已知 $\alpha = 0.05$，$n - 2 = 8$，查表 $r_{\frac{0.05}{2}}(8) = 0.632$. 因为 $|r| = |0.894| > r_{\frac{0.05}{2}}(8) = 0.632$，所以收缩压与年龄之间的相关性有显著性意义.

(2) 收缩压 Y 关于年龄 X 的回归方程及回归方程显著性的 F 检验.

$$\bar{x} = \frac{1}{10} \times 500 = 50 , \quad \bar{y} = \frac{1}{10} \times 1377 = 137.7$$

$$b = \frac{1408}{1192} = 1.181 , \quad a = 137.7 - 1.181 \times 50 = 78.640$$

Y 关于 X 的回归方程为

$$\hat{y} = 78.640 + 1.181x$$

$$SS_{回} = \frac{1408^2}{1192} \approx 1663.141 , \quad SS_{残} = 2080.1 - 1663.141 = 416.959$$

统计假设

H_0：回归方程无显著意义

方差分析见表 8-23.

表 8-23　方差分析表

差异来源	SS	自由度	$MS(S^2)$	统计量 F	界值(0.01)
回归	1663.141	1	1663.141	31.910	11.26
残差	416.959	8	52.120		
总和	2080.1	9			

统计结论：回归方程有显著意义.

(3) 当年龄 $X = 48$ 岁时，收缩压均值 μ_{y_0} 的估计值及 95% 的区间估计.

$$\hat{y}_0 = 78.640 + 1.181 \times 48 = 135.338 , \quad t_{0.05/2}(8) = 2.306$$

$$S = \sqrt{\frac{2080.1 - \frac{1408^2}{1192}}{10 - 2}} = 7.219$$

$$t_{\alpha/2} \cdot S \cdot \sqrt{\frac{1}{n} + \frac{(x_0 - \bar{x})^2}{l_{xx}}} = 2.306 \times 7.219 \times \sqrt{\frac{1}{10} + \frac{(48 - 50)^2}{1192}} = 5.352$$

μ_{y_0} 的 95% 置信区间为 (135.338 ± 5.352) 或 $(129.985, 146.690)$.

4. 测得 6 名糖尿病患者的血糖 Y，胰岛素 X_1，及生长素 X_2 的值如表 8-24 所示.

表 8-24

$Y/(\text{mmol/L})$	12.2	14.5	12.3	12.0	7.9	11.1
$X_1/(\text{mU/L})$	15.2	16.7	11.9	14.0	19.8	16.2
$X_2/(\mu\text{g/L})$	9.5	11.4	7.5	12.2	2.3	13.5

(1) 建立 Y 关于 X_1 和 X_2 的回归方程；

(2) 求回归方程的复相关系数 R；

(3) 对回归方程作显著性检验.

解　(1) 建立 Y 关于 X_1 和 X_2 的回归方程(表 8-25).

表 8-25

项目	X_1	X_2	Y	X_1X_2	X_1Y	X_2Y
$\sum d$	93.8	56.4	70	859.07	1078.2	687.87
$\sum d^2$	1502.02	612.84	840			

$$l_{11} = 1502.02 - \frac{93.8^2}{6} = 35.61$$

$$l_{12} = l_{21} = 859.07 - \frac{93.8 \times 56.4}{6} = -22.65$$

$$l_{22} = 612.84 - \frac{56.4^2}{6} = 82.68$$

$$l_{1y} = 1078.2 - \frac{93.8 \times 70}{6} = -16.13$$

$$l_{2y} = 687.87 - \frac{56.4 \times 70}{6} = 29.87$$

$$l_{yy} = 840 - \frac{70^2}{6} = 23.33$$

由此得回归系数 b_1, b_2 的方程组为

$$\begin{cases} 35.61b_1 - 22.65b_2 = -16.13, \\ -22.65b_1 + 82.68b_2 = 29.78 \end{cases}$$

由此解得 b_1, b_2 的解为

$$\begin{cases} b_1 = -0.271, \\ b_2 = 0.286 \end{cases}$$

$$\bar{x}_1 = \frac{1}{6} \times 93.8 = 15.633, \quad \bar{x}_2 = \frac{1}{6} \times 56.4 = 9.4, \quad \bar{y} = \frac{1}{6} \times 70 = 11.667$$

$$b_0 = 11.667 - (-0.271 \times 15.633) - 0.286 \times 9.4 = 13.193$$

所求回归方程为

$$\hat{y} = 13.193 - 0.271x_1 + 0.286x_2$$

（2）复相关系数：

$$SS_{回} = -0.271 \times (-16.13) + 0.286 \times 29.87 = 12.914$$

$$R = \sqrt{\frac{SS_{回}}{SS_{总}}} = \sqrt{\frac{SS_{回}}{l_{yy}}} = \sqrt{\frac{12.914}{23.33}} = 0.744$$

（3）统计假设：

H_0：回归方程无显著意义

$$SS_{残} = l_{yy} - SS_{回} = 23.33 - 12.914 = 10.416$$

方差分析见表 8-26.

表 8-26 方差分析表

差异来源	SS	自由度	$MS(S^2)$	统计量 F	界值(0.05)
回归	12.914	2	6.457	1.861	9.55
残差	10.416	3	3.470		
总和	23.33	5			

统计结论：回归方程无显著意义.

5. 测得一组树的高度 Y 与树的胸径 X 的数据如表 8-27.

表 8-27

X/cm	15	20	25	30	35	40	45	50
Y/m	13.9	18.1	21.2	24.8	24.4	24.6	25.2	25.8

(1) 建立 Y 关于 X 的回归方程,并对回归方程作显著性检验;

(2) 建立 Y 关于 X, X^2 的回归方程,并对回归方程作显著性检验.

解 (1) Y 关于 X 的回归方程(计算 l_{xy}, l_{xx} 和 l_{yy},见表 8-28).

表 8-28

项目	X	Y	XY
$\sum d$	260	178	6106.5
$\sum d^2$	9500	4086.5	

$$l_{xy} = 6106.5 - \frac{260 \times 178}{8} = 321.5$$

$$l_{xx} = 9500 - \frac{260^2}{8} = 1050$$

$$l_{yy} = 4086.5 - \frac{178^2}{8} = 126$$

$$\overline{x} = \frac{1}{8} \times 260 = 32.5, \quad \overline{y} = \frac{1}{8} \times 178 = 22.25$$

$$b = \frac{321.5}{1050} = 0.306, \quad a = 22.25 - 0.306 \times 32.5 = 12.299$$

Y 关于 X 的回归方程为: $\hat{y} = 12.299 + 0.306x$

统计假设

H_0:回归方程无显著意义

$$SS_{回} = \frac{321.5^2}{1050} = 98.440, \quad SS_{残} = 126 - 98.440 = 27.560$$

复相关系数 R

$$R = \sqrt{\frac{SS_{回}}{SS_{总}}} = \sqrt{\frac{SS_{回}}{l_{yy}}} = \sqrt{\frac{98.440}{126}} = 0.884$$

方差分析见表 8-29.

表 8-29　方差分析表

差异来源	SS	自由度	$MS(S^2)$	统计量 F	界值(0.01)
回归	98.440	1	98.440	21.431	13.75
残差	27.560	6	4.593		
总和	126	7			

统计结论:回归方程有显著意义.

(2) Y 关于 X, X^2 的回归方程(表 8-30).

表 8-30

Y	13.9	18.1	21.2	24.8	24.4	24.6	25.2	25.8
X/cm	15	20	25	30	35	40	45	50
X^2/cm^2	225	400	625	900	1225	1600	2025	2500

计算离差、协差平方和如表 8-31.

表 8-31

项目	$X_1(X)$	$X_2(X^2)$	Y	X_1X_2	X_1Y	X_2Y
$\sum d$	260	9500	178	377000	6106.5	230717.5
$\sum d^2$	9500	15822500	4086.5			

$$l_{11} = 9500 - \frac{260^2}{8} = 1050$$

$$l_{12} = l_{21} = 377000 - \frac{260 \times 9500}{8} = 68250$$

$$l_{22} = 15822500 - \frac{9500^2}{8} = 4541250$$

$$l_{1y} = 6106.5 - \frac{260 \times 178}{8} = 321.5$$

$$l_{2y} = 230717.5 - \frac{9500 \times 178}{8} = 19342.5$$

$$l_{yy} = 4086.5 - \frac{178^2}{8} = 126$$

由此得回归系数 b_1, b_2 的方程组为

$$\begin{cases} 1050b_1 + 68250b_2 = 321.5, \\ 68250b_1 + 4541250b_2 = 19342.5 \end{cases}$$

由此解得 b_1, b_2 的解为

$$\begin{cases} b_1 = 1.268, \\ b_2 = -0.015 \end{cases}$$

$$\bar{x}_1 = \frac{1}{8} \times 260 = 32.5, \quad \bar{x}_2 = \frac{1}{8} \times 9500 = 1187.5, \quad \bar{y} = \frac{1}{8} \times 178 = 22.25$$

$$b_0 = 22.25 - 1.268 \times 32.5 - (-0.015 \times 1187.5) = -1.148$$

所求回归方程为

$$\hat{y} = -1.148 + 1.268x - 0.015x^2$$

复相关系数

$$SS_{回} = 1.268 \times 321.5 - 0.015 \times 19342.5 = 117.525$$

$$R = \sqrt{\frac{SS_{回}}{SS_{总}}} = \sqrt{\frac{SS_{回}}{l_{yy}}} = \sqrt{\frac{117.525}{126}} = 0.966$$

统计假设

H_0:回归方程无显著意义

$$SS_{残} = l_{yy} - SS_{回} = 126 - 117.525 = 8.475$$

方差分析见表 8-32.

表 8-32 方差分析表

差异来源	SS	自由度	$MS(S^2)$	统计量 F	界值(0.01)
回归	117.525	2	58.763	34.668	13.274
残差	8.475	5	1.695		
总和	126	7			

统计结论:回归方程有显著意义.

因为树干高度与树干直径之间一次函数关系的复相关系数 $R = 0.884$,二次函数关系的复相关系数 $R = 0.966$,可以看到树干高度与树干直径之间存在着二次函数关系.

第九章

正交试验设计

一、内 容 提 要

正交试验设计是用正交表来科学挑选试验条件，合理安排试验的一种方法。由于正交表的构造具有"均衡搭配"的特点，利用它能优选出代表性较强的少量试验，求得较优或最优的试验条件；同时，还可进一步分析，提供出比试验结果多的对各因素的分析。正交试验设计作为多因素试验设计优化的一种方法，在医药科研与药物生产中得到广泛的应用。

正交表安排实验法，一般有以下步骤：

1. 确定试验目标，选定因素（包括交互作用），确定水平。

2. 选择合适的正交表，确定试验方案。

3. 严格按照试验方案操作，确定试验结果。

4. 对实验结果进行分析（直观分析和方差分析），从而确定各因素（包括交互作用）对考察指标的作用大小，挑选出最佳的因素水平组合。

二、基 本 概 念

(一) 关于正交实验的基本概念

因素：在试验过程中，影响试验结果的条件叫做因素（因子）。

水平：在试验中因素所处的状态的不同，往往会导致不同的试验结果，把因素在试验中可能处的状态称为因素水平。

指标：衡量试验结果好坏的标准叫做试验指标。

正交表：是正交试验中用来安排试验，分析试验结果的有力工具，其符号为 $L_a(b^c)$。

$$\begin{cases} L \text{ 表示正交表的意思；} \\ a \text{ 表示这张正交表有 } a \text{ 行，应安排 } a \text{ 次试验；} \\ b \text{ 表示这张正交表内只有 } b \text{ 个水平；} \\ c \text{ 表示这张正交表有 } c \text{ 列，该表最多可安排 } c \text{ 个因素的试验。} \end{cases}$$

正交表的正交性：

1. 任何一列，各水平出现的次数都相等，说明正交表具有均衡分散性。

2. 任意两列的同行数码构成的有序数对包含了该水平所有可能的搭配，并且每种数对出现的次数一样多，正交表具有整齐可比性，也称为正交性。

交互作用：在多因素试验中，不仅各因素单独对指标起作用，有时候还可能存在因素之间的联合作用，这种多个因素之间的相互促进或相互制约的联合作用称为交互作用。

在试验中，因素间总存在着或大或小的交互作用，但并非对所有的交互作用都要考察，要像确定试验因素一样，根据专业知识和经验认真分析，对那些影响甚微的交互作用，尽量略去，以便减少试验次数。把两个因素（如 A 和 B）间的交互作用称为一级交互作用，记为 $A \times B$。三个因素（如 A，B 和 C）间的交互作用称为二级交互作用，记为 $A \times B \times C$。二级或二级以上的交互作用称为高级交互作用。一般来说，大部分高级交互作用都是可以忽略的。

对于用正交表安排因素水平的试验，一般有以下步骤：

（二）用正交表安排试验步骤

1.选表原则：

（1）根据水平数确定选表类型，即选相应水平数的正交表；

（2）根据自由度原则确定表的大小，即 $f_{试} \leqslant f_{表}$ 的最小正交表.

自由度有如下规定：

（1）正交表的自由度 $f_{表}＝$实验次数-1，表中每列的自由度 $f_{试}＝$该列水平数-1；

（2）因素 A 的自由度 $f_A＝$所在列的水平数，试验总自由度 $f_{试}＝$考察因素自由度的总和.

2.表头设计：表头设计就是把所要考察的因素安排到各列上，在交互作用可以忽略时，只需要把因素逐个安排在所选表的任意列上，一项试验，可以做出很多种不同的表头设计，一般来说，只要设计得合理、试验误差不大，最终的结论都是一致的.

3.安排试验：根据表头设计中因素所在列的数码（表示因素水平），按实验号写出每一个实验方案，随机确定实验方案的实验顺序进行实验.

对于不等水平的正交试验，常有的方法有：

（1）直接套表法；

（2）拟水平法：当考察因素的水平数不等，又找不到合适的混合正交表；或即使可以找到，因试验次数太多而客观条件不允许采用时，可对水平数少的因素再拟定一个或几个水平，使各因素在形式上化为等水平，然后按等水平进行试验设计.具体做法为重复某个已选定的水平或新加估计有意义的水平.

有交互作用的试验设计：

（1）选表：对有交互作用的试验，每个交互作用都应看成一个因素，作表头设计时，也和因素一样将其放到列上.选表时 $f_{试}$ 应等于各因素的自由度与交互作用自由度之和，而任两因素交互作用的自由度规定为该两因素自由度的乘积.

（2）表头设计：对有交互作用的试验，作表头设计时因素不能任意安排，必须利用交互作用表把因素和要考察的交互作用安放在适合的列上（由相应的交互作用表查出），不能使不同的因素或交互作用同处一列，以免造成混杂，设计时，一般应先安排涉及交互作用多的因素，然后安排涉及交互作用少的，最后安排不涉及交互作用的.

（3）安排试验：表头设计好以后，按照前面的安排实验方法进行.

（三）试验结果的分析

正交试验结果的分析，要解决如下三个问题：①确定因素各水平的优劣；②分析因素的主次；③确定最佳试验方案.

1.试验结果的直观分析法.一般采用如下步骤：

（1）分析水平的优劣：通过比较因素各水平下的平均试验指标值，鉴别某因素的几个水平谁好谁坏.

（2）分析因素的主次：一个因素各水平间的平均收率的差异越大，对实验结果的影响也越大.平均收率的差异大小用极差 R 来表示，比较各因素的极差，确定因素的主次关系.

（3）确定最佳工艺条件：在交互作用可以忽略时，把各主要因素的最优水平组合起来，次要因素可视生产条件任取一水平，就是最佳工艺条件.如果各因素间确实存在交互作用时，需进一步分析有交互作用因素的最佳搭配方案.

对于多指标试验的分析，常用综合加权平分法和综合平衡分析法.多指标试验的分析比较复杂，数学分析仅仅提供实际工作的参考依据，最终还需要实际知识来决定.直观分析法简单、直观，但不能估计误差，无法知道分析的精度.

2.试验结果的方差分析：

（1）无重复试验的方差分析 $SS_{总}＝SS_{因}＋SS_e$.

1）总离均差平方和（自由度 $f_{总}＝n-1$）

$$SS_{总} = \sum_{i=1}^{n}(y_i - \overline{y})^2 = \sum_{i=1}^{n} y_i^2 - \frac{1}{n}\Big(\sum_{i=1}^{n} y_i\Big)^2$$

2）各因素（含交互作用）的离均差平方和（自由度 $f_{因}＝$ 水平数-1）

$$SS_j = \frac{\mathrm{I}_j^2 + \mathrm{II}_j^2 + \mathrm{III}_j^2 + \cdots}{n_j} - \frac{1}{n}\Big(\sum_{i=1}^{n} y_i\Big)^2$$

其中, n_j 为第 j 列水平重复数, $\text{I}, \text{II}, \text{III}, \cdots$ 为各水平对应试验结果的和值.

　　3) 误差的离均差平方和(计算正交表中的空白列离均差平方和)

$$SS_e = \text{所有空白列的离均差平方和的和}$$
$$f_e = \text{所有空白列的自由度的和}$$

为了提高分析精度,可把离均差平方和(小于空白列的离均差平方)与误差离均差平方和合并作为试验误差,相应自由度也应合并在一起.

　　从正交试验的观点来看,只选取有显著意义因素的最高水平和有显著意义交互作用的最优搭配,可确定出最佳实验方案.不显著的因素,原则上可以根据实际条件(如节约、省时等)酌情确定一个水平.

　　(2) 重复试验的方差分析

$$SS_{总} = \sum SS_{因} + \sum SS_{交互} + SS_e$$

　　1) 总离均差平方和(自由度 $f_{总} = mn - 1$)

$$SS_{总} = \sum_{i=1}^{n} \sum_{k=1}^{m} (y_{ik} - \bar{y})^2 = \sum_{i=1}^{n} \sum_{k=1}^{m} y_{ik}^2 - \frac{\left(\sum\limits_{i=1}^{n} \sum\limits_{k=1}^{m} y_{ik}\right)^2}{m \cdot n}$$

　　2) 各因素的离均差平方和

$$ss_j = \frac{\text{I}_j^2 + \text{II}_j^2 + \text{III}_j^2 + \cdots}{n_j \cdot m} - \frac{\left(\sum\limits_{i=1}^{n} \sum\limits_{k=1}^{m} y_{ik}\right)^2}{m \cdot n}$$

其中, n_j 为第 j 列水平重复数, $\text{I}, \text{II}, \text{III}, \cdots$ 为各水平对应试验结果的和值.

　　3) 误差的离均差平方和$\left(\text{自由度 } f_e = f_{总} - \sum f_{因素} - \sum f_{交互}\right)$

$$SS_e = SS_{总} - \sum SS_{因素} - \sum SS_{交互}$$

正交试验方差分析中的误差估计,要注意:

　　(1) 如果空白列的离均差平方和过大,不能把它视为误差,表明该列反映了某些因素的交互作用.

　　(2) 对安排了因素或交互作用的列,如果离均差平方和很小,可将其并入误差之中.

　　(3) 对于既无空白列又不做重复试验的情况,由于无法估计试验误差,一般不作方差分析.但在某些特殊情况下,如某个因素或交互作用变化对实验结果影响甚微(极差很小),可用该因素或交互作用的离均差平方和作为误差估计,用以检验其他因素或交互作用的显著性.

三、习题九解答

　　1.试验设计的意义是什么? 正交试验设计与全面试验法、简单比较法相比有什么优点?

　　解　试验设计的意义:

　　试验设计是指对试验事先作出周密的设想与合理安排以便达到预期的目的.试验设计在改进产品配方、降低原料和能源的消耗,提高产品的产量和质量等方面具有广泛的作用.而科学的试验设计方法安排试验,可以大大减少试验次数,并找到最佳的配方和加工工艺,即是解决生产、试验问题.

　　正交试验法与全面实验法、简单比较法相比:

　　对因素及各个水平的所有搭配都做试验,称为全面试验法.通过全面试验法确实能得到最佳工艺条件,但实验次数太多,不仅不经济,有时甚至难以实现.

　　简单比较法的优点是试验次数少,一般也能收到一定的效果.缺点是结论不可靠,特别在交互作用显著时,无法找出事物内部的真正规律.另外,这种方法只能在一次试验结束后,才能安排下一次试验,试验周期太长.

　　正交实验法可以大大减少试验次数.这种方法虽然只做了全部试验的一部分,但由于正交表的正交性,所挑选出的这部分试验,各因素水平的搭配均衡分散、整齐可比,具有较强的代表性,可以起到全面试验剖析事物内部规律的作用,所得结论比较可靠.

　　2.何谓试验因素、水平、指标? 什么是因素间的交互作用?

　　解　因素:在试验过程中,影响试验结果的条件叫做因素(因子).

　　水平:在试验中因素所处的不同状态或不同取值.

　　指标:衡量试验结果好坏的标准叫做试验指标,常用 y 表示.

交互作用:在多因素试验中,因素之间的联合作用.

3.为了提高复方茵陈汤的利胆排石疗效,探讨更合理的配方,确定试验因素水平如表 9-1.

(1) 如不考虑交互作用,应选哪张正交表?并用所选表作表头设计;

(2) 如果还要考虑交互作用 $A×C$ 和 $B×C$,应该如何选表和作表头设计?

表 9-1

| 水平 | 因素 | | | | | | | |
	金钱草 (A)	大黄 (B)	木香 (C)	黄芩 (D)	茵陈 (E)	枳壳 (F)	栀子 (G)	柴胡 (H)
1	0	0	0	0	0	0	0	0
2	3g	3g	3g	3g	7g	3g	3g	3g

解 (1) 在不至于混杂的原则下,8 个因素可在表头任意列排放.

(2) 可选用 $L_{12}(2^{11})$ 表或更大的正交表;表头设计之一如表 9-2.

表 9-2

列号	1	2	3	4	5	6	7	8	9	10	11
因素	C	A	$A×C$	B	$B×C$	D	E	F		G	H

4.已知因素 A,B,C,D 都是二水平,还要考虑交互作用 $B×C,C×D$,如何选表和作表头设计?

解 可选用 $L_8(2^7)$ 表,表头设计之一如表 9-3.

表 9-3

列号	1	2	3	4	5	6	7
因素	B	C	$B×C$	D	$B×D$		A

5.已知 A,B,C,D 是三水平,如不考虑交互作用,如何进行表头设计? 如需考虑交互作用 $A×B,A×C$,又如何设计表头?

解 如不考虑交互作用时,可把 4 个因素任意放在各列上.考虑交互作用时,选用 $L_{27}(3^{13})$ 表;表头设计之一如表 9-4.

表 9-4

列号	1 2	3 4	5	6 7	8	9	10	11	12	13
因素	$A B$	$A×B$	C	$A×C$		D				

6.已知因素 A,B 是四水平,C,D 是二水平.如不考虑交互作用,如何选表及表头设计? 如若还要考虑交互作用 $C×D$,又如何安排试验?

解 如不考虑交互作用时,可把两个四水平因素 A,B 任意放在 $L_{16}(4^2×2^9)$ 表的 1,2 列上,二水平因素 C,D 任意放在余下列上.

若考虑交互作用时,选用 $L_{16}(4^2×2^9)$ 表;表头设计之一如表 9-5.

表 9-5

$L_{16}(2^{15})$列号	1,2,3	4,8,12	5	6	7	9	10	11	13	14	15
$L_{16}(4^2×2^9)$列号	1	2	3	4	5	6	7	8	9	10	11
因素	A	B	C				D				$C×D$

7.为提高某药收率,确定考察的试验因素水平如表 9-6 所示,还需考察交互作用 $A×B,A×C,B×C$.

表 9-6

水平	因素			
	原料配比(A)	反应温度(B)/℃	反应时间(C)/h	pH(D)
1	1.2 : 1	70	2	8
2	1.5 : 1	60	3	10

如果用正交表 $L_8(2^7)$ 安排试验,按表 9-7 的表头设计,各号试验的收率依次为 86,95,91,94,91,96,83,88. 试分析试验结果.

表 9-7

列号	1	2	3	4	5	6	7
因素	A	B	$A \times B$	C	$A \times C$	$B \times C$	D

解 对试验结果进行直观分析,选用 $L_8(2^7)$ 表,表头设计如表 9-8:

表 9-8

试验号	列号							试验结果
	1	2	3	4	5	6	7	
	因素							
	A	B	$A \times B$	C	$A \times C$	$B \times C$	D	
1	1	1	1	1	1	1	1	86
2	1	1	1	2	2	2	2	95
3	1	2	2	1	1	2	2	91
4	1	2	2	2	2	1	1	94
5	2	1	2	1	2	1	2	91
6	2	1	2	2	1	2	1	96
7	2	2	1	1	2	2	1	83
8	2	2	1	2	1	1	2	88
I_j	366	368	352	351	361	359	359	
II_j	358	356	372	373	363	365	365	
I_j 平均	91.5	92	88	87.75	90.25	89.75	89.75	
II_j 平均	89.5	89	93	93.25	90.75	91.25	91.25	
极差 R	2	3	5	5.5	0.5	1.5	1.5	

结果分析:从极差中看出 $A \times C$ 与 $B \times C$ 的 R 值较小,说明这两个交互作用都很小,可认为是误差引起,可不计. 而 $A \times B$ 的 R 值很大,表明 A, B 的交互作用很大,超过了它们的单独作用. 列出二元交互分析表 9-9:

表 9-9

因素 A	因素 B	
	B_1	B_2
A_1	90.5	92.5
A_2	93.5	85.5

可以看出 A_2B_1 搭配的收率是最高的. 综合分析:

影响收率的主次为 $C \to A \times B \to B \to A \to B \times C \to D \to A \times C$, C 取二水平. 所以,最佳试验方案为 $A_2B_1C_2$, D 可任取水平,即在原料配比 $1.5:1$,反应温度 $70 \, ^\circ\mathrm{C}$,反应时间 $3\mathrm{h}$,pH 可任选 8 或 10 时,收率最佳.

8. 在芫花叶总黄酮提取工艺的研究中,考察的因素水平如表 9-10.

(1) 选取合适正交表,并作表头设计;

(2) 如果把 A, B, C 放在 $L_9(3^4)$ 表的第 $1, 2, 3$ 列上,所得总黄酮收率(%)依次为 $0.55, 0.95, 0.96, 0.48,$ $0.58, 0.79, 0.75, 1.02, 1.65$,试对结果作直观分析,并确定最佳工业条件;

(3) 对实验结果作方差分析.

表 9-10

水平	因素		
	提取温度/℃(A)	乙醇浓度/%(B)	提取次数(C)
1	30	70	2
2	50	80	3
3	回流	工业醇	4

解　(1) 选用 $L_9(3^4)$ 表,表头设计之一如表 9-11.

表 9-11

列号	1	2	3	4
因素	A	B		C

(2) 作直观分析(表 9-12).

表 9-12

试验号	列号				结果 y
	1	2	3	4	
	因素				
	A	B	C		
1	1	1	1	1	0.55
2	1	2	2	2	0.95
3	1	3	3	3	0.96
4	2	1	2	3	0.48
5	2	2	3	1	0.58
6	2	3	1	2	0.79
7	3	1	3	2	0.75
8	3	2	1	3	1.02
9	3	3	2	1	1.65
I_j	2.46	1.78	2.36	2.78	$\sum Y = 7.73$
II_j	1.85	2.55	3.08	2.49	
III_j	3.42	3.40	2.29	2.46	
I_j 平均	0.82	0.593	0.787	0.927	
II_j 平均	0.617	0.85	1.027	0.83	$CT = 6.639$
III_j 平均	1.14	1.133	0.763	0.82	
极差 R	0.523	0.54	0.263	0.107	自由度 $f = 8$

影响收率的主次为 $B \to A \to C$,所以,最佳试验方案为 $A_3B_3C_2$,即在提取温度为回流,乙醇浓度为工业醇,提取次数 3 次时,收率最佳.

(3) 对试验结果作方差分析(表 9-13):

表 9-13

	因素			
	A	B	C	
I_j^2	6.052	3.168	5.570	7.728
II_j^2	3.423	6.503	9.486	6.2
III_j^2	11.693	11.56	5.2441	6.052
$(\mathrm{I}_j^2+\mathrm{II}_j^2+\mathrm{III}_j^2)/3$	7.057	7.077	6.767	6.66
SS_j	0.418	0.438	0.127	0.021

$$CT=\frac{1}{9}\Big(\sum_{i=1}^{9}y_i\Big)^2=6.639,\quad SS_j=\frac{(\mathrm{I}_j^2+\mathrm{II}_j^2+\mathrm{III}_j^2)}{3}-\frac{1}{9}\Big(\sum_{i=1}^{9}y_i\Big)^2$$

$$SS_{总}=\sum_{i=1}^{9}(y_i-\bar{y})^2=\sum_{i=1}^{9}y_i^2-\frac{1}{9}\Big(\sum_{i=1}^{9}y_i\Big)^2=1.004$$

自由度 $f_A=f_B=f_C=f_e=2$, $f_总=8$

用 $SS_e=SS_空=0.021$ 去检验各因素的显著性,作方差分析表,如表 9-14:

表 9-14

方差来源	离差平方和	自由度	方差	F 值	显著性
A	0.418	2	0.209	20.057	*
B	0.438	2	0.219	21.024	*
C	0.127	2	0.064	6.123	
误差 SS_e	0.021	2	0.0104		

$*:F_{0.05}(2,2)=19.$

结论:方差分析表明,因素 A,B 对试验结果影响显著,用 * 表示,C 是次要因素. 所以,最佳试验方案为 $A_3B_3C_1$(C 可选任意水平,即在提取温度为回流,乙醇浓度为工业醇,提取次数 2,3,4 次均可时,考虑到经济效益选择提取 2 次)时收率最佳.

9.为提高甘草酸收率,确定试验因素水平如表 9-15.

表 9-15

水平	因素				
	溶剂种类	溶剂用量	加酸种类	加热温度/℃	加热时间/min
	(A)	(B)	(C)	(D)	(E)
1	0.25%氯仿	300	1%硝酸	60	120
2	0.5%氨水	600	10%硫酸	100	60
3	10%乙醇				
4	蒸馏水				

(1) 需考虑交互作用 $A\times B$ 和 $B\times C$,应如何选表和设计表头;

(2) 如果选用正交表 $L_{16}(4\times 2^{12})$,作出表 9-16 的表头设计:

表 9-16

列号	1	2	3	4	5	6	7	8	9	10	11	12	13
因素	A	B		$A\times B$		C			D	$B\times C$			E

试验结果依次为 $2.67, 4.28, 3.45, 6.03, 3.76, 4.25, 8.05, 6.73, 1.51, 2.03, 3.87, 2.19, 4.31, 6.53, 9.86,$ $11.27.$ 试对结果进行方差分析.

解　(1) 考虑交互作用 $A \times B$ 和 $B \times C$ 时,可选用 $L_{16}(4 \times 2^{12})$ 表,表头设计之一如表 9-17:

表 9-17

$L_{16}(2^{15})$ 列号	1,2,3	4	5,6,7	8	9	10	11	12	13	14	15
$L_{16}(4 \times 2^{12})$ 列号	1	2	3,4,5	6	7	8	9	10	11	12	13
因素	A	B	$A \times B$	C			$B \times C$	D			E

(2) 对下表作方差分析:

根据表计算离均差平方和

$$G = \sum_{i=1}^{16} y_i = 80.79 \, , \quad CT = \frac{G^2}{16} = \frac{80.79^2}{16} = 407.94$$

$$SS_{\text{总}} = \sum_{i=1}^{16}(y_i - \bar{y})^2 = \sum_{i=1}^{16} y_i^2 - \frac{1}{16}\left(\sum_{i=1}^{16} y_i\right)^2 = 119.69$$

自由度为　$f_{\text{总}} = 16 - 1 = 15,$ 各因素的离差平方和为

$$SS_A(SS_1) = \frac{\mathrm{I}_1^2 + \mathrm{II}_1^2 + \mathrm{III}_1^2 + \mathrm{IV}_1^2}{4} - CT = \frac{1903.57}{4} - 407.94 = 69.75$$

$$SS_B(SS_2) = \frac{\mathrm{I}_1^2 + \mathrm{II}_1^2}{8} - CT = \frac{3507.94}{8} - 407.94 = 30.55$$

$$SS_{A \times B} = SS_3 + SS_4 + SS_5 = 0.77 + 9.02 + 0.78 = 10.57$$

同理得

$$SS_C = 2.12, \quad SS_{B \times C} = 0.963, \quad SS_D = 6.01, \quad SS_E = 1.09$$

$$SS_e = SS_7 + SS_8 + SS_{11} + SS_{12} = 0.0495 + 0.0033 + 0.2942 + 0.121 = 0.468$$

自由度为

$$f_A = f_{A \times B} = 3, \quad f_B = f_C = f_D = f_{B \times C} = f_E = 1, \quad f_e = 4$$

用 SS_e 去检验各因素及交互作用的显著性,作方差分析表如表 9-18:

表 9-18

方差来源	离差平方和	自由度	方差	F 值	显著性
A	67.95	3	22.65	193.63	＊＊
B	30.55	1	30.55	261.18	＊＊
$A \times B$	10.56	3	3.52	30.1	＊
C	2.12	1	2.12	18.16	
D	6.01	1	6.01	51.42	＊＊
$B \times C$	0.93	1	0.93	7.92	
E	1.09	1	1.09	9.3	
误差 SS_e	0.468	4	0.117		

$F_{0.05}(3,4) = 6.59, \quad F_{0.05}(1,4) = 7.71, \quad F_{0.01}(3,4) = 16.69, \quad F_{0.01}(1,4) = 21.20$

结果表明,因素 $B, A, D, A \times B$ 对试验结果影响显著,余者不显著.对交互作用 $A \times B$ 作进一步分析(表 9-19):

表 9-19

因素 B	因素 A			
	A_1	A_2	A_3	A_4
B_1	3.475	4.005	1.77	5.42
B_2	4.74	7.39	3.03	10.565

综合分析,可选择 A_4, B_2, C_2, D_2；E 可任选一水平,考虑到生产周期和经济效益,可选择加热时间为 60min. 所以最优的搭配方案为 $A_4 B_2 C_2 D_2 E_2$（表 9-20）.

表 9-20

试验号	1	2	3	4	5	6	7	8	9	10	11	12	13	结果
因素	A	B	A×B			C			D	B×C			E	
1	1	1	1	1	1	1	1	1	1	1	1	1	1	2.67
2	1	1	1	1	1	2	2	2	2	2	2	2	2	4.28
3	1	2	2	2	2	1	1	1	1	2	2	2	2	3.45
4	1	2	2	2	2	2	2	2	2	1	1	1	1	6.03
5	2	1	1	2	2	1	1	2	2	1	1	2	2	3.76
6	2	1	1	2	2	2	2	1	1	2	2	1	1	4.25
7	2	2	2	1	1	1	1	2	2	2	2	1	1	8.05
8	2	2	2	1	1	2	2	1	1	1	1	2	2	6.73
9	3	1	2	1	2	1	2	1	2	1	2	1	2	1.51
10	3	1	2	1	2	2	1	2	1	2	1	2	1	2.03
11	3	2	1	2	1	1	2	1	2	2	1	2	1	3.87
12	3	2	1	2	1	2	1	2	1	1	2	1	2	2.19
13	4	1	2	2	1	1	2	2	1	1	2	2	1	4.31
14	4	1	2	2	1	2	1	1	2	2	1	1	2	6.53
15	4	2	1	1	2	1	2	2	1	2	1	1	2	9.86
16	4	2	1	1	2	2	1	1	2	1	2	2	1	11.27
I_j	16.43	29.34	42.15	46.4	38.63	37.48	39.95	40.28	35.49	38.47	41.48	41.09	42.48	
II_j	22.79	51.45	38.64	34.39	42.16	43.31	40.84	40.51	45.3	42.32	39.31	39.7	38.31	
III_j	9.6													
IV_j	31.97													
I_j^2	269.945	860.863	1776.62	2152.96	1492.28	1404.75	1596	1622.48	1259.54	1479.94	1720.59	1688.39	1804.55	
II_j^2	519.384	2647.1	1493.05	1182.67	1777.47	1875.76	1667.91	1641.06	2502.09	1790.98	1545.28	1576.09	1467.66	
III_j^2	92.16													
IV_j^2	1022.08													
平方和	1903.57	3507.94	3269.67	3335.63	3269.74	3280.51	3263.91	3263.54	3311.63	3270.92	3265.87	3264.48	3272.21	

10. 为提高某产品质量,考察了 A, B, C, D, E 5 个因素及交互作用 $A×B$,每号试验取 10 个样品记录正品、外观差产品、性能不好产品的数目. 试验结果如表 9-21（三项指标同等重要）所示. 试对结果进行分析.

表 9-21

试验号	1	2	3	4	5	6	7	试验结果		
因素	A	B	A×B	C	D	E		正品	外观差	性能差
1	1	1	1	1	1	1	1	1	3	6
2	1	1	1	2	2	2	2	4	5	1
3	1	2	2	1	1	2	2	9	1	0

试验号	列　号							试验结果		
	1	2	3	4	5	6	7			
	因　素							正品	外观差	性能差
	A	B	$A \times B$	C	D		E			
4	1	2	2	2	2	1	1	3	6	1
5	2	1	2	1	2	1	2	0	1	0
6	2	1	2	2	1	2	1	5	5	0
7	2	2	1	1	2	2	1	8	2	0
8	2	2	1	2	1	1	2	2	7	1

解　（1）综合平衡分析（表 9-22）：

表 9-22

实验号	因　素						（一）	（二）	（三）
	A	B	$A \times B$	C	D	E			
1	1	1	1	1	1	1	1	3	6
2	1	1	1	2	2	2	4	5	1
3	1	2	2	1	1	2	9	1	0
4	1	2	2	2	2	1	3	6	1
5	2	1	2	1	2	2	0	1	9
6	2	1	2	2	1	1	5	5	0
7	2	2	1	1	2	1	8	2	0
8	2	2	1	2	1	2	2	7	1

（2）对正品结果进行直观分析（表 9-23）：

表 9-23

因素	A	B	$A \times B$	C	D	E	
Ⅰ	17	10	15	18	17	6	17
Ⅱ	15	22	17	14	15	26	15
Ⅰ平均	4.25	2.5	3.75	4.5	4.25	1.5	4.25
Ⅱ平均	3.75	5.5	4.25	3.5	3.75	6.5	3.75
极差 R	0.5	3	0.5	1	0.5	5	0.5

影响收率的主次为 $E \rightarrow B \rightarrow C \rightarrow D \rightarrow A \rightarrow A \times B$，较优方案为 $E_2 B_2 C_1$；A,D 可任选一水平.

（3）对外观差结果进行直观分析（表 9-24）：

表 9-24

因素	A	B	$A \times B$	C	D	E	
Ⅰ	15	14	17	7	16	17	16
Ⅱ	15	16	13	23	14	13	14
Ⅰ平均	3.75	3.5	4.25	1.75	4	4.25	4
Ⅱ平均	3.75	4	3.25	5.75	3.5	3.25	3.5
极差 R	0	0.5	1	4	0.5	1	0.5

影响收率的主次为 $C \rightarrow E \rightarrow A \times B \rightarrow B \rightarrow D \rightarrow A$. 由于交互作用 $A \times B$ 对试验结果影响较大,所以进一步分析(表 9-25):

表 9-25

因素 A	因素 B	
	B_1	B_2
A_1	4	3.5
A_2	3	4.5

较优方案为 $C_1 E_2 B_1 A_2$;D 可选任一水平.

(4) 对性能差结果进行直观分析(表 9-26):

表 9-26

因素	A	B	$A \times B$	C	D	E	
I	8	16	8	15	7	17	7
II	10	2	10	3	11	1	11
I 平均	2	4	2	3.75	1.75	4.25	1.75
II 平均	2.5	0.5	2.5	0.75	2.75	0.25	2.75
极差 R	0.5	3.5	0.5	3	1	4	1

影响收率的主次为 $E \rightarrow B \rightarrow C \rightarrow D \rightarrow A \rightarrow A \times B$,所以,较优方案为 $E_2 B_2 C_2$;A,D 可任意选择一水平.

综合分析:E_2,D 选任一水平是共同的,在正品、外观差分析中取 C_1,在正品、性能差分析中取 B_2;从(2)A,B 交互分析表(表 9-22)中可知 B 取二水平时,A 取一水平较为理想. 因此,最好的方案为 $A_1 B_2 C_1 E_2$;D 选任一水平.

(5) 综合加权平均法(表 9-27):

表 9-27

实验号	因素						实验结果			评分			平均得分
	A	B	$A \times B$	C	D	E	(一)	(二)	(三)	(一)	(二)	(三)	
1	1	1	1	1	1	1	1	1	3	6	92	98	94	94.67
2	1	1	1	2	2	2	2	4	5	1	95	96	99	93.67
3	1	2	2	1	1	2	2	9	1	0	100	100	100	100
4	1	2	2	2	2	1	1	3	6	1	94	95	99	96
5	2	1	2	1	2	1	2	0	1	9	91	100	91	94
6	2	1	2	2	1	2	1	5	5	0	96	96	100	97.33
7	2	2	1	1	2	2	1	8	2	0	99	99	100	99.33
8	2	2	1	2	1	1	2	2	7	1	93	94	99	95.33
I	387.33	382.67	386	388	387.33	380	387.33							
II	386	390.67	387.33	385.33	386	393.33	386							
$\bar{\text{I}}$	96.83	95.67	96.5	97	96.83	95	96.83							
$\bar{\text{II}}$	96.5	97.67	96.83	96.33	96.5	98.33	96.5							
R	0.33	2	0.33	0.67	0.33	3.33	0.333							

影响收率的主次为 $E \rightarrow B \rightarrow C \rightarrow D \rightarrow A \rightarrow A \times B$,所以,最佳方案为 $B_2 C_1 E_2$;A,D 可任意选择一水平.

所得最佳方案与综合平衡法结果基本一样.

四、补充习题及解答

1. 为提高药品的收率，考察共有 4 个因素，即 A(反应温度)；B(反应时间)；C(配比)；D(真空度).每个因子各有两个水平，因素 A 取 A_1(60℃)，A_2(80℃)；因素 B 取 B_1(2.6h)，B_2(3.6h)；因素 C 取 C_1(1.1∶1)，C_2(1.2∶1)；因素 D 取 D_1(500mmHg)，D_2(600mmHg).同时还要考察因素 A,B 的交互作用 $A×B$.对此，选用正交表 $L_8(2^7)$(表 9-28).试验的结果为

$$86.8, 83.6, 59.4, 65.2, 42.3, 63.5, 72.6, 55.5$$

表 9-28

试验号	列　号							试验结果
	1	2	3	4	5	6	7	
	因　　素							
	A	B	$A×B$	C			D	
1	1	1	1	1	1	1	1	86.8
2	1	1	1	2	2	2	2	83.6
3	1	2	2	1	1	2	2	59.4
4	1	2	2	2	2	1	1	65.2
5	2	1	2	1	2	1	2	42.3
6	2	1	2	2	1	2	1	63.5
7	2	2	1	1	2	2	1	72.6
8	2	2	1	2	1	1	2	55.5

解　(1) 用直观分析法(见表 9-29)：

表 9-29

	A	B	$A×B$	C	D
I_j	295	276.2	298.5	261.1	288.1
II_j	233.9	252.7	230.4	267.8	240.8
I_j 平均	73.75	69.05	74.625	65.275	72.025
II_j 平均	58.475	63.175	57.6	66.95	60.2
极差 R	15.275	5.875	17.025	1.675	11.825

其中，

$$\mathrm{I}_j = 86.8 + 83.6 + 59.4 + 65.2 = 259$$
$$\cdots$$
$$\mathrm{II}_j = 83.6 + 59.4 + 42.3 + 55.5 = 240.8$$

$$\overline{\mathrm{I}}_j = \mathrm{I}_j \text{ 的平均} = \frac{\mathrm{I}_j}{4}, \quad \overline{\mathrm{II}}_j = \mathrm{II}_j \text{ 的平均} = \frac{\mathrm{II}_j}{4}, \quad \text{极差 } R_j = |\overline{\mathrm{I}}_j - \overline{\mathrm{II}}_j|$$

可以看出，影响试验的主次为 $A×B → A → D → B → C$，$A×B, A, D$ 对 B, C 对试验结果影响很显著，作进一步的分析(表 9-30)：

表 9-30

因素 A	因素 B	
	B_1	B_2
A_1	(86.8+83.6)/2=85.2	(59.4+65.2)/2=62.3
A_2	(42.3+63.5)/2=52.9	(72.6+55.5)/2=64.05

从上表可知组合 A_1B_1 收率高.综合结论:最佳方案 $A_1B_1D_1$;C 可任选一水平.

(2) 对试验结果方差分析(表 9-31):

表 9-31

试验号	列 号							试验结果 y
	1	2	3	4	5	6	7	
	因 素							
	A	B	$A\times B$	C			D	
1	1	1	1	1	1	1	1	86.8
2	1	1	1	2	2	2	2	83.6
3	1	2	2	1	1	2	2	59.4
4	1	2	2	2	2	1	1	65.2
5	2	1	2	1	2	1	2	42.3
6	2	1	2	2	1	2	1	63.5
7	2	2	1	1	2	2	1	72.6
8	2	2	1	2	1	1	2	55.5
I_j	295	276.2	298.5	261.1	265.2	249.8	288.1	
II_j	233.9	252.7	230.4	267.8	263.7	279.1	240.8	
I_j^2	87025	76286.44	89102.25	68173.21	70331.04	62400.04	83001.61	
II_j^2	54709.21	63857.29	53084.16	71716.84	69537.69	77896.81	57984.64	
$\mathrm{I}_j^2+\mathrm{II}_j^2$	141734.2	140143.7	142186.4	139890.1	139868.7	140296.9	140986.3	

$$\sum y_i = 528.9, \quad \sum y_i^2 = 36475.15, \quad CT = \frac{(\sum y_i)^2}{8} = 34966.9, \quad f = 8-1 = 7$$

计算离均差平方和

$$SS_A = \frac{(\mathrm{I}_1^2+\mathrm{II}_1^2)}{4} - CT = 466.65, \quad SS_B = \frac{(\mathrm{I}_2^2+\mathrm{II}_2^2)}{4} - CT = 69.03$$

$$SS_{A\times B} = \frac{(\mathrm{I}_3^2+\mathrm{II}_3^2)}{4} - CT = 579.70, \quad SS_C = \frac{(\mathrm{I}_4^2+\mathrm{II}_4^2)}{4} - CT = 5.61$$

$$SS_D = \frac{(\mathrm{I}_7^2+\mathrm{II}_7^2)}{4} - CT = 279.66, \quad SS_{白} = SS_5 + SS_6 = 0.28 + 107.31 = 107.59$$

由于 C 的离均差平方和比误差离均差平方和还小,表明此因素对试验结果影响甚微,可认为离均差平方和是由误差引起的.为提高分析精度,把它也合并入误差离均差平方和

$$SS_e = SS_{白} + SS_C = 113.2, \quad f_e = 1+1+1 = 3$$

$$SS_{总} = \sum y_i^2 - \frac{(\sum y_i)^2}{8} = 1508.25$$

以误差离差平方和 SS_e 对各因素作显著性检验,方差分析如表 9-32:

表 9-32

方差来源	离差平方和	自由度	方差	F 值	显著性
A	466.65	1	466.65	12.37	*
B	69.03	1	69.031	1.83	
$A\times B$	579.70	1	579.70	15.36	*
D	279.66	1	279.60	7.41	
误差 SS_e	113.20	3	37.73		

$*$: $F_{0.05}(1,3) = 10.13$.

可知 $A \times B, A$ 有显著性意义; B, D 影响不显著.

交互作用 $A \times B$ 试验结果影响很显著, 作进一步的分析(表 9-33):

表 9-33

因素 A	因素 B	
	B_1	B_2
A_1	$(86.8+83.6)/2=85.2$	$(59.4+65.2)/2=62.3$
A_2	$(42.3+63.5)/2=52.9$	$(72.6+55.5)/2=64.05$

从上表可知, 组合 $A_1 B_1$ 收率高. 综合结论:最佳方案 $A_1 B_1 D_1$; C 可任选一水平. 分析结果与直观分析结论一致.

2. 某药厂为提高药品的合成率, 决定对缩合工序进行优化试验, 选择的因素水平如表 9-34:

表 9-34

水平	因素			
	温度/℃	甲醇钠量	醛的状态	缩合剂量/ml
	A	B	C	D
1	35	3	固态	0.9
2	25	5	液态	1.2
3	45	4		1.5

合成率(%)为 69.2, 71.8, 78.0, 74.1, 77.6, 66.5, 69.2, 69.7, 78.8. 试分析试验结果.

解 这里醛的状态 C 是一个二水平, 其余是三水平的试验. 如果套用正交表 $L_{18}(2 \times 3^7)$, 要做 18 次试验, 次数太多. 若把 C 的一个水平, 如二水平液态重复一次充当三水平, 那么, C 在形式上是三水平. 于是, 就可以用正交表 $L_9(3^4)$ 来安排试验. 对 C 进行了拟水平.

(1) 对结果进行直观分析(表 9-35):

表 9-35

试验号	列 号				结果 y_i
	1	2	3	4	
	因 素				
	A	B	C	D	
1	1	1	1	1	69.2
2	1	2	2	2	71.8
3	1	3	2	3	78
4	2	1	2	3	74.1
5	2	2	2	1	77.6
6	2	3	1	2	66.5
7	3	1	2	2	69.2
8	3	2	1	3	69.7
9	3	3	2	1	78.8
Ⅰ	219	212.5	205.4	225.6	
Ⅱ	218.2	219.1	449.5	207.5	
Ⅲ	217.7	223.3		221.8	
Ⅰ平均	73	70.83	68.47	75.2	
Ⅱ平均	72.73	73.03	74.92	69.17	
Ⅲ平均	72.57	74.43	0	73.93	
极差 R	0.43	3.6	6.45	6.03	

可以看出,影响试验的主次为 $C \to D \to B \to A$, A 对试验结果影响很小,C,D 对试验结果影响显著;最佳工艺条件为 $A_1 B_3 C_2 D_1$.

(2) 对结果进行方差分析(表 9-36):

表 9-36

试验号	列　　号				结果 Y
	1	2	3	4	
	因　　素				
	A	B	C	D	
1	1	1	1	1	69.2
2	1	2	2	2	71.8
3	1	3	2	3	78
4	2	1	2	3	74.1
5	2	2	2	1	77.6
6	2	3	1	2	66.5
7	3	1	2	2	69.2
8	3	2	2	3	69.7
9	3	3	2	1	78.8
I_j	219	212.5	205.4	225.6	
II_j	218.2	219.1	449.5	207.5	
III_j	217.7	223.3		221.8	
I_j^2	47961	45156.25	42189.16	50895.36	
II_j^2	47611.24	48004.81	202050.3	43056.25	
III_j^2	47393.29	49862.89		49195.24	
	0.29	19.76	83.2	60.73	

$$\sum Y = 654.9, \quad CT = \frac{\left(\sum\limits_{i=1}^{9} y_i\right)^2}{9} = 47654.89, \quad SS_{总} = \left(\sum Y\right)^2 - CT = 163.98, \quad f = 8$$

计算各因素的离差平方和

$$SS_A = \frac{(\mathrm{I}_1^2 + \mathrm{II}_1^2 + \mathrm{III}_1^2)}{3} - CT = 0.29, \quad SS_B = \frac{(\mathrm{I}_2^2 + \mathrm{II}_2^2 + \mathrm{III}_2^2)}{3} - CT = 19.76$$

$$SS_D = \frac{(\mathrm{I}_4^2 + \mathrm{II}_4^2 + \mathrm{III}_4^2)}{3} - CT = 60.73, \quad SS_C = \frac{\mathrm{I}_3^2}{3} + \frac{\mathrm{II}_3^2}{6} - CT = 83.2$$

误差离差平方和

$$SS_e = SS_{总} - SS_A - SS_B - SS_C - SS_D = 0.001667$$

以误差离差平方和 SS_e 对各因素作显著性检验,方差分析如表 9-37:

表 9-37

方差来源	离差平方和	自由度	方差	F 值	显著性
A	0.286667	2	0.143333	86	
B	19.76	2	9.88	5928	*
C	83.205	1	83.205	49923	* *
D	60.72667	2	30.363	18218	* *
误差 SS_e	0.001667	1	0.001667		

$F_{0.05}(2,1)=199.5$, $F_{0.05}(1,1)=4999.5$, $F_{0.01}(1,1)=161.4$, $F_{0.01}(1,1)=4052$

分析表明:因素 C,D 对试验结果影响很显著,B 对试验结果影响也显著,而因素 A 对试验结果无显著影响.根据水平和值Ⅰ、Ⅱ、Ⅲ大小,确定最佳工艺条件为 $A_1B_3C_2D_1$,得到的结果与直观分析法一致.

3.橡胶厂研究某一橡胶配方,选取 4 个因素,每个因素选取 4 个水平(表 9-38).

表 9-38

水平	因素			
	促进剂总量 A	氧化剂总量 B	促进剂 1 占的比例 C/%	促进剂 2 占的比例 D/%
1	2.9	1	30	34
2	3.1	3	25	38
3	3.3	5	35	42
4	3.5	7	40	50

考察的指标为伸长率、弯曲、变形.伸长率和弯曲值越大越好,变形越小越好;试验选用正交表 $L_{16}(4^5)$ 来安排试验(表 9-39).试对试验进行分析,找出最佳方案.

表 9-39

试验号	因素					结果		
	1	2	3	4	5	伸长率/%	弯曲/万次	变形/%
	A	B	C	D				
1	1	1	1	1	1	545	5	40
2	1	2	2	2	2	490	3.9	46
3	1	3	3	3	3	515	4.4	45
4	1	4	4	4	4	505	4.7	45
5	2	1	2	3	4	492	3.2	46
6	2	2	1	4	3	485	2.5	45
7	2	3	4	1	2	499	1.7	49
8	2	4	3	2	1	480	2	45
9	3	1	3	4	2	566	3.6	49
10	3	2	4	3	1	539	2.7	49
11	3	3	1	2	4	511	2.7	42
12	3	4	2	1	3	515	2.9	45
13	4	1	4	2	3	533	2.7	49
14	4	2	3	1	4	488	2.3	49
15	4	3	2	4	1	495	2.3	49
16	4	4	1	3	2	476	2.3	42

(1) 对伸长率(%)进行直观分析(表 9-40):

表 9-40

Ⅰ	2055	2136	2017	2047	2059
Ⅱ	1956	2002	1992	2014	2031
Ⅲ	2131	2020	2049	2022	2048
Ⅳ	1992	1976	2076	2051	1996

Ⅰ平均	513.75	534	504.25	511.75	514.75
Ⅱ平均	489	500.5	498	503.5	507.75
Ⅲ平均	532.75	505	512.25	505.5	512
Ⅳ平均	498	494	519	512.75	499
极差 R	43.75	40	21	9.25	15.75

得到影响试验结果的主次因素为 $A \to B \to C, D$ 对结果影响不显著. 所以较优的方案为 $A_3 B_1 C_4 D_1$ (因素 D 可任取一水平).

(2) 对结果弯曲(万次)进行直观分析(表 9-41):

表 9-41

Ⅰ	18	14.5	12.5	11.9	12
Ⅱ	9.4	11.4	12.3	11.3	11.5
Ⅲ	11.9	11.1	12.3	12.6	12.5
Ⅳ	9.6	11.9	11.8	13.1	12.9
Ⅰ平均	4.5	3.625	3.125	2.975	3
Ⅱ平均	2.35	2.85	3.075	2.825	2.875
Ⅲ平均	2.975	2.775	3.075	3.15	3.125
Ⅳ平均	2.4	2.975	2.95	3.275	3.225
极差 R	2.15	0.85	0.175	0.45	0.35

得到影响试验结果的主次因素为 $A \to B \to D, C$ 对结果影响不显著,所以较优方案为 $A_1 B_1 C_1 D_4$ (因素 C 可任意取一水平).

(3) 对结果变形(%)进行直观分析(表 9-42):

表 9-42

Ⅰ	176	184	169	183	183
Ⅱ	185	189	186	182	186
Ⅲ	185	185	188	182	184
Ⅳ	189	177	192	188	182
Ⅰ平均	44	46	42.25	45.75	45.75
Ⅱ平均	46.25	47.25	46.5	45.5	46
Ⅲ平均	46.25	46.25	47	45.5	46
Ⅳ平均	47.25	44.25	48	47	45.5
极差 R	3.25	3	5.75	1.5	1

得到影响试验结果的主次因素为 $C \to A \to B \to D$,所以较优方案为 $A_1 B_4 C_1 D_2$ (或 D_3).

对以上结果进行综合分析:因素 A 对伸长率、弯曲影响最为显著,在对变形的影响居第二且都取一水平 A_1. 因素 B 对伸长率、弯曲影响第二显著,由它们来看选 B_1;在对变形的影响 B_4 最好,B_1 次之,可 B 对变形影响较少,故 B 取 B_1. C 在变形中影响最为显著,在伸长率、弯曲影响居次要地位,故 C 取 C_1. 由于 D 对伸长率影响不显著,对弯曲、变形指标影响较少,故 D 可在 $1,2,3,4$ 水平中任选一水平.

综上所述,最佳方案为 $A_1 B_1 C_1$;D 可在 $1,2,3,4$ 水平中任选一水平.

以上通过综合平衡分析法进行分析,对于多指标的过综合平衡分析法较为复杂,数学上的分析仅仅是提供实际的一个依据,但实际问题最终还得根据实际情况来最后决定.

医药数理统计试题及答案

试 题 一

一、单选题(每小题 2 分,共 10 分)

1. A,B,C 为 3 个事件,则 A,B,C 都不发生,可以表示为(　　).

　　A. ABC　　　　　B. $\overline{A}\ \overline{B}C$　　　　　C. $A+B+C$　　　　　D. $\overline{ABC}$

2. 在假设检验中,第一类错误是指(　　).

　　A. $P($拒绝 $H_0|H_0$ 为真$)$　　　　　　B. $P($接受 $H_0|H_0$ 为真$)$

　　C. $P($拒绝 $H_1|H_1$ 为真$)$　　　　　　D. $P($接受 $H_1|H_1$ 为真$)$

3. 下列不是方差分析的前提假设是(　　).

　　A. 正态性假设　　　B. 方差齐性假设　　　C. 独立性假设　　　D. 同分布假设

4. 若变量 X,Y 的总体相关系数 $\rho=0$,则 X,Y(　　).

　　A. 相互独立　　　B. 线性相关　　　C. 不线性相关　　　D. 曲线相关

5. 考察 4 个三水平的因子 A,B,C,D 及其交互作用 $A\times B$ 与 $A\times C$,则进行正交试验设计时,可选用的行数最少的正交表为(　　).

　　A. $L_9(3^4)$　　　　　B. $L_{18}(3^7)$　　　　　C. $L_{27}(3^{13})$　　　　　D. $L_{18}(6\times3^6)$

二、填充题(每空 3 分,共 45 分)

1. 当事件 A 与 B 的关系是 _____ 关系时,$P(A+B)=P(A)+P(B)$;

　当事件 A 与 B 的关系是 _____ 关系时,$P(AB)=P(A)\ P(B)$;

　当事件 A 与 B 的关系是 _____ 关系时,$P(A)=1-P(A)$.

2. 在 40 个药丸中 3 丸已失效,现取 5 丸,其中,有 2 丸失效的概率为 _____,至少 1 丸失效的概率为
_____.

3. 已知随机变量 $X\sim N(2,9)$,写出 X 的概率密度函数 _____.

4. 样本 $0,5,10,-3$ 的样本均数为 _____,样本方差为 _____,样本变异系数为 _____.

5. 设变量 $U\sim N(0,1),V\sim\chi^2(4)$,并且 U 与 V 相互独立,则 $t=\dfrac{U}{\sqrt{V/4}}\sim t($_____$)$.

6. 设 $X\sim N(\mu,\sigma^2),X_1,X_2,\cdots,X_n$ 是它的一个简单随机样本,则 $\overline{X}=\dfrac{1}{n}(X_1+X_2+\cdots+X_n)$ 服从 _____,

$\dfrac{(n-1)S^2}{\sigma^2}$ 服从 _____.

7. 正交试验设计一般有 _____ 、_____ 、_____ 三个步骤.

三、计算题(1~3 题 10 分,4 题 15 分,共 45 分)

1. 若某地成年人中肥胖者(A_1)占 10%,中等者(A_2)占 82%,瘦小者(A_3)占 8%,又肥胖者、中等者、瘦小者患高血压病的概率分别为 20%、10% 和 5%.

　(1) 求该地成年人患高血压病的概率;

　(2) 若知某人患高血压病,他最可能属于哪一种体形?

2.(1) 设随机变量 $X\sim N(1,4)$,计算 $P(-3.82<X<1.7)$ 的值$[\varPhi(2.41)=0.9920,\varPhi(0.35)=0.6368]$;

　(2) 已知随机变量 X 的概率密度函数 $f(x)$ 如下:

$$f(x)=\begin{cases}\dfrac{1}{3}, & x\in[3,6]\\[2mm] 0, & x\notin[3,6]\end{cases}$$

求 $E(X)$ 和 $D(X)$.

3. 用方差分析的方法检验因素 A 的 4 个水平间有无显著性差异($\alpha=0.01$).

试验次数	因素 A			
	A_1	A_2	A_3	A_4
1	6.60	4.34	3.78	2.89
2	6.18	4.11	3.53	2.86
3	7.00	4.48	4.20	3.28
4	5.00	3.93	3.72	2.74

4. 下面列出变量 X 的不同取值下变量 Y 的取值如下:

X	0.03	0.04	0.05	0.07	0.09	0.10	0.12	0.15	0.17	0.20
Y	40.5	29.5	41.0	41.5	43.0	42.0	45.0	47.5	53.0	56.0

(1) 求 Y 关于 X 的一元线性回归方程;

(2) 检验 Y 关于 X 的回归方程的显著性;

(3) 求 Y 与 X 间的相关系数 r.

试 题 二

一、判断题(在括号里对的打"√",错的打"×",每空 1 分,共 14 分)

1. 统计学中研究的对象为事件,事件一定是指随机事件.(   )

2. 事件 A,B 中至多出现一个可以表示为 $A+B$.(   )

3. 若事件 $A=B$,则 $A+B=A+A=A$.(   )

4. 某药治疗某疾病患者 1 例痊愈,说明该药治疗该疾病 100% 有效.(   )

5. 若 $P(A+B)=P(A)+P(B)$,则 A,B 一定互斥.(   )

6. 若 A,B 独立,则一定有 $P(AB)=1$.(   )

7. 若 $X\sim B(n,p)$ 且 $E(X)=3,D(X)=2$,则 $n=6$,(   ) $p=1/3$.(   )

8. 若 $X\sim N(2,2^2)$,则 $P(X\geqslant 2)=0.5$(   ),$P(X=2^2)=0.5$.(   )

9. 配对比较 $H_0:\mu_d=0$ 的 t 检验中,统计量 $t=\bar{d}/S_a$,其中,$\bar{d}$ 是差值的样本均数,(   ) S_a 是差值的样本标准差.(   )

10. 方差分析中要求各样本均来自相同的正态总体,(   ) 且各总体方差满足齐性条件,即各总体方差相等.(   )

二、单选题(在括号里填上正确答案的字母,每空 2 分,共 18 分)

1. 事件 A,B 构成互斥完备群,则 A,B(   ).

   A. 独立且 $P(AB)=0$ B. 互斥且 $P(AB)=1$

   C. 互斥且 $P(A+B)=1$ D. 独立且 $P(A+B)=1$

2. 事件 $A\subset B$,则 $A(A+B)=$(   ).

   A. A B. B C. $A+B$ D. AB

3. 事件 A,B 有 $P(A)=P(B)$,则 A,B 一定(   ).

   A. 互斥   B. 独立   C. $A=B$ D. 都有可能

4. 袋中有 1 个红球和 2 个白球,每次随机抽出 1 球.

   (1) 有放回地抽取两次,抽到两次红球的概率是(   ).

   A. 2/9   B. 8/9   C. 1/9   D. 0

   (2) 无放回地抽取两次,抽到两次红球的概率是(   ).

   A. 0   B. 1/3   C. 2/3   D. 1

5. 已知 $X\sim N(2,4)$,若 $aX-b\sim N(0,1)$,则 a,b 应为(   ).

   A. 1/2,1   B. $-1/2,1$ C. $\pm 1/2,\pm 1$ D. $\pm 1/2,1$

6. 在 $H_0: \mu_1 = \mu_2$ 的双侧 t 检验中,当(　　)时,则一定有 $p < \alpha$.

    A. $|t| < t_\alpha$ B. $|t| > t_{\alpha/2}$ C. $|t| \leqslant t_{\alpha/2}$ D. $|t| < t_{\alpha/2}$

7. 一元线性回归方程显著性的 F 检验,统计量 F 的自由度是(　　).

    A. $(1, n)$ B. $(1, n-2)$ C. $(1, n-1)$ D. $(2, n-2)$

8. 成组比较的 t 检验中,若有 $S_1 < S_2$,则 S_ω 满足(　　).

    A. $S_\omega < S_1$ B. $S_\omega > S_2$ C. $S_1 < S_\omega < S_2$ D. $S_\omega = S_1$ 或 S_2

三、填空题(在横线上填上正确答案,每空 1 分,共 10 分)

1. A_1, A_2, A_3 构成互斥完备群,则 $P(A_1 + A_2 + A_3) = $ _____.

2. 若 $X \sim B(6, 1/3)$,则 $E(2X+1) = $ _____,$D(2X-1) = $ _____.

3. 在 $H_0: \sigma_1 = \sigma_2$ 的检验中,统计量 $F = $ _____.若两样本的容量分别为 n_1 和 n_2,则统计量服从自由度为(_____)的 F 分布.

4. 在 n 次相同的试验中,事件 A 出现 m 次,称比值 m/n 为_____.

5. 某中药治疗某病 100 例有 64 例痊愈,已知 $u_{0.05/2} = 1.960$,则痊愈率 95% 的置信区间为_____.若该病自然痊愈率为 36%,可认为该药_____($u_{0.05} = 1.645$).

6. 在 $R \times C$ 列联表中独立性检验中,统计量 $\chi^2 = N\left(\sum\limits_{i=1}^{R} \sum\limits_{j=1}^{C} \dfrac{O_{i,j}^2}{n_i m_j} - \text{_____} \right)$,服从自由度 $f = $ _____ 的 χ^2 分布.

四、方差分析、回归分析(1 题 17 分、2 题 16 分,共 33 分)

1. 用 A, B, C(对照组)三种方案治疗婴幼儿贫血患者 9 名,得血红蛋白增加量数据如下表所示,假定方差满足齐性条件,问三种方案疗效有无差异?

治疗方案	血红蛋白含量/(g/L)			
A	1.1	1.3	1.2	
B	1.3	1.5	1.6	1.4
C	0.6	0.8		

统计假设 H_0:_____.

实验数据基本计算表如下:

治疗方案	A	B	C	合计
$\sum x$	3.6	5.8		
$(\sum x)^2/n$	4.32	8.41		13.71
$\sum x^2$	4.34	8.46		13.80

$SS_A = $ _____ $-$ _____ $= 0.75$

$SS_e = $ _____ $-$ _____ $= 0.09$

方差分析表如下:

差异源	SS	自由度	$MS(S^2)$	F	$F_{0.01}$	结论
组间					10.91	
组内						
总计	0.84	8				

2. 测得 7 名 6 岁以下儿童年龄和体重资料如下表所示:

儿童编号	1	2	3	4	5	6	7
年龄 X/岁	3	2	1	4	5	2	4
体重 Y/kg	13	12	8	15	16	11	16

(1) 求由年龄 X 预报体重 Y 的回归方程;

(2) 对所得回归方程的显著性作 F 检验.

实验数据基本计算表如下:

计算项目	年龄 X/岁	体重 Y/kg	XY
$\sum x$	21	91	297
$\sum x^2$	75	1235	

$l_{xx} = \underline{\hspace{1cm}} = 12$, $l_{xy} = \underline{\hspace{1cm}} = 24$

$l_{yy} = \underline{\hspace{1cm}} = 52$, $\overline{x} = \underline{\hspace{1cm}} = \underline{\hspace{1cm}}$, $\overline{y} = \underline{\hspace{1cm}} = \underline{\hspace{1cm}}$

$b = \underline{\hspace{1cm}} = \underline{\hspace{1cm}}$, $a = \underline{\hspace{1cm}} = \underline{\hspace{1cm}}$

(1) 年龄 X 预报体重 Y 的回归方程为 $\underline{\hspace{1cm}}$;

(2) 对所得回归方程的显著性作 F 检验

H_0: $\underline{\hspace{1cm}}$

方差分析表如下:

差异源	SS	自由度	$MS(S^2)$	F	$F_{0.05}$	结论
回归		1			6.608	
残差		5				
总计		6				

五、其他分析方法 (1 题 9 分、2 题 8 分、3 题 8 分,共 25 分)

1.用某方案治疗婴幼儿贫血患儿 5 例,测得治疗前后血红蛋白含量(g/L)的数据如下表所示. 问该方案是否有效?

治疗后含量	10.39.1	10.5	10.8	10.5	10.4	合计
治疗前含量		9.2	9.3	9.4	9.5	
差值 d	1.2	1.3	1.5	1.1	1.4	6.5
差值 d^2	1.44	1.69	2.25	1.21	1.96	8.55

统计假设 $\underline{\hspace{1cm}}$,

$\overline{d} = \underline{\hspace{1cm}} = \underline{\hspace{1cm}}$, $S_d = \underline{\hspace{1cm}} = \underline{\hspace{1cm}}$

$t = \underline{\hspace{1cm}} = \underline{\hspace{1cm}}$ ($\sqrt{5} = 2.236$), 自由度 $f = \underline{\hspace{1cm}} = \underline{\hspace{1cm}}$

给定 $\alpha = 0.05$,单侧界值 $t_{0.05}(f) = 2.132$.

统计结论:所以 $p \underline{\hspace{1cm}}$,该方案 $\underline{\hspace{1cm}}$.

2.某医生研究转铁蛋白含量测定在临床应用中的实际意义,测得 9 名正常人铁蛋白含量均数 $\overline{x} = 273$,标准差 $S_1 = 24$,和 16 名病毒性肝炎患者铁蛋白含量均数 $\overline{y} = 225$,标准差 $S_2 = 24$. 假定两总体方差齐性,问转铁蛋白含量测定是否有意义?

统计假设 $\underline{\hspace{1cm}}$,

混合标准差

$$S_\omega = \underline{\hspace{1cm}} = \underline{\hspace{1cm}}$$

统计量

$$t = \underline{\hspace{1cm}} = \underline{\hspace{1cm}}$$

自由度

$$f = \underline{\hspace{1cm}} = \underline{\hspace{1cm}}, \quad t_{0.05/2}(f) = 2.069.$$

统计结论:所以 $p \underline{\hspace{1cm}}$,转铁蛋白含量测定 $\underline{\hspace{1cm}}$.

3.为研究复方降压片治疗高血压的效果,以安慰剂为对照由临床得数据如表. 问复方降压片治疗高血压是否有效?

治疗方法	治疗效果		合计
	有效期	无效	
复方降压片	30	20	50
安慰剂	20	30	50
合计	50	50	100

统计假设_____

统计量

$\chi^2 = $ _____ = _____

降压片有效率

$\hat{p}_1 = $ _____ = _____

安慰剂有效率

$\hat{p}_1 = $ _____ = _____

自由度

$f = $ _____ ，$\chi^2_{0.05}(f) = 3.841$

统计结论：所以 p _____，复方降压片治疗高血压_____.

试 题 三

一、填空题(每空 2 分，共 16 分)

1.将下列事件用事件 A, B, C 表示出来：

(1) 三个事件中至少有两个事件发生_____；

(2) 三个事件中不多于两个事件发生_____.

2.设 $X \sim B(10, 0.3)$，则(1) $E(X) = $ _____；(2) $D(X) = $ _____；

(3) $CVX(\%) = $ _____；(4) $P(X = 2) = $ _____.

3.一个系统由甲、乙两个元件串联组成，在一次运行中甲、乙两个元件失效的概率分别为 0.1 和 0.2，求

(1) 在一次运行中系统正常运行的概率是_____；

(2) 在一次运行中至少一个元件失效的概率是_____.

二、计算题(以下各题请写明计算过程)

1.某地胃癌的发病率是 0.01%，现检查 5 万人.

(1) 求其中没有发现胃癌患者的概率？(4 分)

(2) 求发现胃癌患者不超过 2 人的概率？(4 分)

2.药房有包装相同的六味地黄丸 100 盒，其中，5 盒为去年产品，95 盒为今年产品.现随机发出 4 盒，求

(1) 有 1 盒或 2 盒陈药的概率；(4 分)

(2) 有陈药的概率.(4 分)

3.抗疟药环氯胍对小白鼠毒力试验，得实验结果记录如下表所示，试用概率单位法求半数致死量 LD_{50} 的值.(12 分)

剂量 D	12	9	7	6	5	4	3
动物数	5	7	19	34	38	12	5
死亡数	5	6	11	17	12	2	0
死亡率/%	100	85.7	57.9	50.0	31.6	16.7	0
$Y = \lg D$		0.954	0.845	0.778	0.699	0.602	
概率单位 X		6.067	5.199	5.000	4.521	4.034	
XY		5.788	4.393	3.890	3.160	2.428	

4. 从正态总体中抽取 13 个样品,得其观察值为

3100　3480　2520　2520　3700　2800　3800

3020　3260　3140　3100　3160　2860

试以 95% 的置信度估计样本均数和样本方差的置信区间.(10 分)

5. 抽查某地区三所小学五年级男生的身高,得数据如下表所示.问该地区这三所小学五年级男生的平均身高是否有显著性差异?($\alpha=0.05$,本题 10 分)

试验号	1	2	3	4	5	6
学校 1	128.1	134.1	133.1	138.9	140.8	127.4
学校 2	150.3	147.9	156.8	146.0	150.7	155.8
学校 3	140.6	143.1	144.5	143.7	148.5	146.4

6. 打包机装糖入包,每包糖重 X 服从正态分布,按规定:每包糖标准重量为 100kg. 某日开工后,测得 9 包糖重分别为(单位:kg)

99.3　98.7　100.5　101.2　98.3　99.7　99.5　102.1　100.5

问这天打包机工作是否正常?($\alpha=0.05$,本题 12 分)

7. 在二乙基亚硝酸诱发大白鼠鼻癌的实验中,一组用亚硝酸向鼻腔滴注,另一组在鼻注基础上加肌内注射维生素 VB$_{12}$,得数据如下表所示.问两组发病率有无显著性差异?($\alpha=0.05$,本题 10 分)

治疗方法	实验结果		合计
	发病数	未发病数	
鼻注组	52	19	71
鼻注组+VB$_{12}$	39	3	42
合计	91	22	113

8. 在芫花叶总黄酮提取工艺的研究中,考察的因素 A,B,C 各三个水平. 如把 A,B,C 放在 $L_9(3^4)$ 表中的第 1,2,3 列上,由实验所得黄酮收率(%)依次为

0.55　0.95　0.96　0.48　0.58　0.79　0.75　1.02　1.65

(1) 对结果作直观分析,并确定最佳工艺条件;(请写明分析过程,6 分)

(2) 对结果作方差分析.(请给出方差分析表,8 分)

试 题 四

一、单选题(本大题共 8 小题,共 24 分)

1. 设 A,B,C 是三个事件,则 A,B,C 都不发生的事件可表示为(　　).

A. ABC　　　　B. $\overline{ABC}$　　　　C. $\overline{A}\,\overline{B}C$　　　　D. $\overline{A}\cup\overline{B}\cup\overline{C}$

2. 设随机变量 X 的密度函数为 $f(x)=ce^{-\frac{x^2}{2}}$,$-\infty<x<+\infty$,则 $C=$(　　).

A. $\dfrac{1}{\sqrt{2\pi}}$　　　　B. $\dfrac{1}{\sqrt{\pi}}$　　　　C. $\dfrac{\pi}{\sqrt{2}}$　　　　D. $\dfrac{2}{\sqrt{\pi}}$

3. 设一盒中有 50 个零件,其中 45 个是合格品,5 个是不合格品.从中一次取一个零件检测后放回,则四次取样中有三件不合格品的概率为(　　).

A. $C_4^3\cdot 0.9\cdot(0.1)^3$　　　　　　　　B. $C_4^3\cdot 0.1\cdot(0.9)^3$

C. $C_4^1\cdot(0.9)^3\cdot(0.1)^3$　　　　　　　D. $C_4^3\cdot(0.1)^3\cdot(0.9)^3$

4. 设总体 $X\sim N(\mu,\sigma^2)$,$X_1,X_2,\cdots,X_n$ 是取自总体 X 的样本,则样本均值 $\overline{X}=\dfrac{1}{n}\sum\limits_{i=1}^{n}X_i$ 服从的分布为

(　　).

A. $N(\mu, n\sigma^2)$ B. $N(n\mu, n\sigma^2)$ C. $N(n\mu, \sigma^2)$ D. $N\left(\mu, \dfrac{\sigma^2}{n}\right)$

5. 设总体 $X \sim N(\mu, \sigma^2)$,其中 σ^2 已知,则总体均值 μ 的置信区间长度 l 与置信度 $1-\alpha$ 的关系是( ).
  A. 当 $1-\alpha$ 缩小时,l 缩短 B. 当 $1-\alpha$ 缩小时,l 增大
  C. 当 $1-\alpha$ 缩小时,l 不变 D. 当 $1-\alpha$ 缩小时,l 无法确定

6. 设 X_1, X_2, X_3 是总体 $N(\mu, 1)$ 的一个样本,μ 未知,下列估计量是 μ 的无偏估计量的是( ).
  A. $\dfrac{X_1}{3} + \dfrac{X_2}{3}$ B. $\dfrac{X_1}{3} + \dfrac{X_2}{6} + \dfrac{X_3}{3}$ C. $\dfrac{X_1}{3} + \dfrac{X_3}{3}$ D. $\dfrac{X_1}{2} + \dfrac{X_2}{4} + \dfrac{X_3}{4}$

7. 在 $H_0: \mu = \mu_0, H_1: \mu < \mu_0$ 的单侧 t 检验中,当( ).
  A. $t > t_\alpha(n-1)$ 时,拒绝 H_1 B. $t < -t_\alpha(n-1)$ 时,拒绝 H_1
  C. $t > t_\alpha(n-1)$ 时,拒绝 H_0 D. $t < -t_\alpha(n-1)$ 时,拒绝 H_0

8. $R \times C$ 列联表独立性检验中,统计量 $\chi^2 = \sum\limits_{i=1}^{R} \sum\limits_{j=1}^{C} \dfrac{(O_{ij} - E_{ij})^2}{E_{ij}}$ 服从 χ^2 分布,其自由度为( ).
  A. $R \times C$ B. $(R-1) \times (C-1)$ C. $R \times (C-1)$ D. $(R-1) \times C$

二、填空题(本大题共 10 小题,共 20 分)

1. 已知 $P(A) = 0.5, P(B) = 0.6, P(A \cup B) = 0.8$,则 $P(AB) = $ _____.

2. 在 10 个药丸中有 2 丸已失效,从中任取 3 丸,全部有效的概率为_____.

3. 三人独立地去破译一个密码,设他们各自能译出的概率分别为 $1/5, 1/3, 1/4$,则此密码被译出的概率是_____

4. 设随机变量 X 的概率密度为 $f(x) = \begin{cases} \dfrac{1}{2}\sin x, & 0 < x < 1 \\ 0, & \text{其他} \end{cases}$,则 X 落入区间 $\left[\dfrac{\pi}{2}, \pi\right]$ 中的概率为_____.

5. 在一定条件下二项分布和泊松分布近似于_____分布.

6. 设随机变量 X 的数学期望 $E(X) = 2$,方差 $D(X) = 4$,则 $E(X^2) = $ _____.

7. 设 $X_1, X_2, \cdots, X_9$ 是取自总体 $X \sim N(0, \sigma^2)$ 的样本,则 $Y = \dfrac{1}{5}(X_1 + X_2 + \cdots + X_5) - \dfrac{1}{4}(X_6 + \cdots + X_9)$ 的分布为_____.

8. 某医院用中西医结合疗法治疗青少年近视 400 例,其中有效例数 320 例,则有效总体率的 99% 的置信区间为_____.

9. 设总体 $X \sim N(\mu, \sigma^2)$,μ 未知,$X_1, X_2, \cdots, X_n$ 是总体 X 的一个样本,$\overline{X}$ 为样本均值,S^2 为样本方差,检验假设 $H_0: \sigma = \sigma_0, H_1: \sigma \neq \sigma_0$ 所用统计量为_____.

10. 不考虑交互作用,对于一个四因素两水平的正交试验设计,应选用的正交表为_____.

三、计算题(本大题共 6 小题,共 56 分)

1. (8分)一店出售的一批某种型号的产品是由甲、乙、丙三家工厂生产的,其中甲厂产品占总数的 50%,另两家工厂的产品各占 25%,已知甲、乙、丙各厂产品次品率分别为 0.02、0.04、0.06,现从这种产品中随意取出一件是次品,求它是由甲厂生产的概率?

2. (7分)对某一癌症高发病地区进行普查,其患癌症的概率为 0.005,现有这地区一万人的乡村,试推测有至多 50 人患癌症的概率(用正态分布函数近似表示)?

3. (8分)某药厂用自动包装机装药. 某日开工后测得 9 包药的重量如下:99.3,98.7,100.5,101.2,98.3,99.7,99.5,102.1,100.5,假设药重量服从正态分布,试求药重量均数的区间估计($\alpha = 0.05$).

4. (8分)某制药车间为提高药物生产的稳定性,在采取措施后试生产了 9 批. 测得其收率的样本方差为 $S^2 = 3.1228$,假设收率 $X \sim N(\mu, \sigma^2)$,原收率的方差为 13. 试在显著性水平 $\alpha = 0.05$ 下,推断收率的总体方差是否显著小于原方差 13?

5. (10分)为比较甲乙两种安眠药的效果,将 20 名患者随机分成两组,分别服用安眠药甲和乙,其睡眠延长时间分别用 X 和 Y 表示,观察结果如下:$n_1 = 10$(人),$\overline{x} = 2.35$(小时),$S_1^2 = 3.905$,$n_2 = 10$(人),$\overline{y} = 0.75$(小时),$S_2^2 = 3.205$. 设 X 和 Y 服从正态分布且方差相等,试判断甲种安眠药睡眠时间是否比乙种安眠药长($\alpha = 0.05$)?

6. (15分)假设儿子的身高(y)与父亲的身高(x)适合一元正态线性回归模型,观察了 10 对英国父子的身

高(英寸)如下:

x	60	62	64	65	66	67	68	70	72	74
y	63.6	65.2	66	65.5	66.9	67.1	67.4	63.3	70.1	70

(1) 计算 y 与 x 的相关系数,并检验其显著性($\alpha = 0.05$);

(2) 建立 y 关于 x 的回归方程;

(3) 对线性回归方程做假设检验(显著水平为 0.05).

试　题　五

一、单选题(本大题共 8 小题,共 24 分)

1. 事件 A, B 有 $P(A) = P(B)$,则 A, B 一定(　　).

　　A. 互斥　　　　　　　B. 独立　　　　　　　C. $A = B$　　　　　　　D. 都有可能

2. 设一系统由 A, B, C 3 个元件串联而成,已知元件工作的概率分别为 p_1, p_2, p_3,则系统工作的概率为(　　).

　　A. $p_1 p_2 p_3$　　　　　　　　　　　　　　B. $1 - p_1 p_2 p_3$

　　C. $(1-p_1)(1-p_2)(1-p_3)$　　　　　　　D. $1 - (1-p_1)(1-p_2)(1-p_3)$

3. 设随机变量 X 服从正态分布 $N(\mu, \sigma^2)$,则随 σ 的减小,概率 $P\{|X-\mu| < \sigma\}$(　　).

　　A. 单调增大　　　　B. 单调减少　　　　C. 保持不变　　　　D. 增减不定

4. 设随机变量 $X \sim N(1, 2^2)$,其分布函数和概率密度分别为 $F(x)$ 和 $f(x)$,则对任意实数 x,下列结论中成立的是(　　).

　　A. $F(x) = 1 - F(-x)$　　　　　　　　　B. $f(x) = f(-x)$

　　C. $F(1-x) = 1 - F(1+x)$　　　　　　　D. $F\left(\dfrac{1-x}{2}\right) = 1 - F\left(\dfrac{1+x}{2}\right)$

5. 检验一正态总体均数时,分别取以下检验水平,以(　　)所取第二类错误最小.

　　A. $\alpha = 0.2$　　　　B. $\alpha = 0.1$　　　　C. $\alpha = 0.05$　　　　D. $\alpha = 0.01$

6. $F_1(x), F_2(x)$ 分别为随机变量 X_1, X_2 的分布函数,若 $aF_1(x) + bF_2(x)$ 为某一随机变量的分布函数,则(　　).

　　A. $a = 0.4, b = 0.6$　　　B. $a = 0.6, b = 0.5$　　　C. $a = -0.5, b = 0.5$　　　D. $a = 1.5, b = 0.5$

7. 若变量 X, Y 的总体相关系数 $\rho = 0$,则 X, Y(　　).

　　A. 相互独立　　　　B. 线性相关　　　　C. 不线性相关　　　　D. 曲线相关

8. 考察 3 个 3 水平的因子 A, B, C,不考虑交互作用,则作正交试验设计时,可选用的最小正交表为(　　).

　　A. $L_8(2^7)$　　　　B. $L_9(3^4)$　　　　C. $L_{18}(3^7)$　　　　D. $L_4(2^3)$

二、填空题(本大题共 6 小题,共 16 分)

1. t 分布的定义是:_____.

2. 在 10 个药丸中有 2 个失效,现一次取 4 丸其中有 1 丸失效的概率为_____.

3. 设有一正态总体,其样本数据为 10, 12, 9, 10, 11 求总体均数 μ 和方差 σ^2 的无偏估计量分别为_____ 和_____.

4. 设 X 服从二项分布,已知 $EX = 3, DX = 2.1$,则二项分布中 $n = _____$,$p = _____$.

5. 设由来自正态总体 $X \sim N(\mu, 0.8^2)$ 容量为 16 的简单随机样本,得样本均值 $\bar{x} = 4$. 则未知参数 μ 得置信度为 0.95 的置信区间为_____ $(U_{\frac{0.05}{2}} = 1.96)$.

6. $X \sim P(3)$,则 $EX = _____$.

三、计算题(本大题共 3 小题,共 24 分)

1. 若某地成年人中肥胖者占 15%,中等者占 75%,瘦小者占 10%,又肥胖者、中等者、瘦小者患高血压病的概率分别为 20%、10%、5%.求该地成年人患高血压病的概率. 若已知某人患高血压病,他最可能属于哪一种体型?

2. 随机变量 X 由下式确定：

X	-1	0	1
P	1/3	$a/2$	1/2

求 (1) a;(2) $E(3X-5)$;(3) $D(2X+1)$

3. 用某药治疗青少年假性近视 200 例,其中无效 50 例,求该药的无效率置信度为 95% 的置信区间 $(U_{\frac{0.05}{2}}=1.96)$.

四、检验题(本题共 3 小题,共 36 分)

1. 用某方案治疗婴幼儿贫血 5 例,测得治疗前后血红蛋白含量(g)的数据如表,问该方案是否有疗效,假定血红蛋白含量服从正态分布($\alpha=0.05,t_{\frac{0.05}{2}}(4)=2.776$).

治疗后含量	10.0	10.2	10.5	10.8	10.4
治疗前含量	9.1	9.1	9.3	9.4	9.0

2. 为研究复方降压片治疗高血压的效果,以安慰剂为对照由临床得数据如下表,问复方降压片治疗高血压是否有效? ($\alpha=0.05,\chi_{0.05}^2(1)=3.841$)

治疗方法	治疗效果	
	有效	无效
复方降压片	80	20
安慰剂	30	70

3. 测得 7 名 6 岁以下儿童年龄和体重资料如下表.

儿童编号	1	2	3	4	5	6	7
年龄 x(年)	3	2	1	4	5	2	4
体重 y(kg)	13	12	8	15	16	11	16

试计算 y 关于 x 的一元线性回归方程,并检验方程显著性($\alpha=0.05,F_{0.05}(1,5)=6.61$).

试 题 六

一、判断题(本大题共 5 小题,每小题 3 分,共 15 分)

1. 古典概型的含义是随机现象具有的基本事件个数有限及发生等可能性两个特点( ).
2. 任何连续型随机变量都存在着数学期望( ).
3. 二点分布中,事件结果$\{X=1\}$及$\{X=2\}$为对立事件( ).
4. 若随机变量 Z 服从 t 分布,则其方差为 $n/(n-2)$( ).
5. 标准正态分布的分布函数满足 $\Phi(x)=\Phi(-x)$( ).

二、填空题(每题 3 分,共 15 分)

1. 设事件 A、B 独立,且 $P(A)=0.4,P(A+B)=0.7$,则 $P(B)=$_____.
2. 设随机变量 X,Y 独立,且 $X\sim N(2,2),Y\sim N(2,3)$,则$(2X-Y)\sim$_____.
3. 在二次分布 $B(n,p)$ 中,关注的事件 A 至多发生 m 次的概率为_____.
4. 10 件产品中有 4 个次品,3 人进行抽取(不放回),每次抽取一只.甲先,乙次,丙最后,求甲抽到正品而乙、丙均抽到次品的概率_____.
5. 在随机抽样中,简单随机样本的二个特点是_____.

三、单选题(本大题共 5 小题,共 15 分)

1. 掷二颗均匀的骰子各一次,则概率 $P\{$点数$\leqslant 2\}=$( ).

    A. 1/12　　　　　　　　　　　　　B. 1/6
    C. 1/36　　　　　　　　　　　　　D. 1/24

2. 设随机变量 X 服从 $B(n,p)$,若 $EX=0.6,DX=0.48$,则 n,p 的值为(　　).
    A. $n=2,p=0.2$　　　　　　　　　B. $n=6,p=0.1$
    C. $n=3,p=0.2$　　　　　　　　　D. $n=2,p=0.3$

3. 下列给出函数中,可以作为某随机变量分布函数的是(　　).
    A. $F(x)=\dfrac{1}{1+x^2}$　　　　　　　　B. $F(x)=\sin x$

    C. $F(x)=\begin{cases}\dfrac{1}{1+x^2}, & x\leqslant0 \\ 1, & x>0\end{cases}$　　　　D. $F(x)=\begin{cases}0, & x<0 \\ 2, & x=0 \\ 1, & x>0\end{cases}$

4. $A_1,A_2,\cdots,A_n$ 构成互斥完备群的条件是(　　).
    A. $A_iA_j=\phi,(i\neq j)$　　　　　　　B. $\sum\limits_{i=1}^{n}A_i=\Omega,\quad P(A_i)=P(A_j)(i\neq j)$
    C. $A_i\cdot\overline{A}_j=\phi,(i\neq j)$　　　　　　D. $\sum\limits_{i=1}^{n}A_i=\Omega,\quad A_iA_j=\phi,(i\neq j)$

5. 在假设检验中,对假设 H_0 的检验时,显著水平 α 越小,则不易(　　)
    A. 接受 H_0　　　　　　　　　　B. 拒绝 H_0
    C. 犯取伪错误　　　　　　　　　　D. 犯选择错误

四、简答题(本大题共 2 小题,共 20 分)

1. 设随机变量 X 的分布列为 $\begin{bmatrix}0 & 1 & 2 & 3 & 4 & 5 \\ \frac{1}{12} & \frac{1}{6} & \frac{1}{3} & \frac{1}{12} & \frac{2}{9} & \frac{1}{9}\end{bmatrix}$,求 $Y=(X-2)^2$ 的分布列.

2. 设总体 $X\sim\mu(\mu,5^2)$.现从总体中抽取 $n=16$ 的样本,求样本均值 $\overline{X}$ 与总体均值 μ 之差的绝对值小于 2 的概率.(参考值:$\Phi(1.6)=0.9452$)

五、计算题(每题 15 分,共 30 分)

1. 某厂生产的一批产品中次品占 1‰,该厂将 10 只这种产品包装成一盒出售,并保证若盒中次品多于一只即可退款,问出售的各盒产品中,将要退款的约占多大比例.(相关数据:$0.99^{10}=0.9044,0.99^9=0.9135,0.99^8=0.9227$)

2. 有报纸报道"某地区的初中生平均每周看 8 小时电视."而该地一位教师认为他所在的学校学生看电视的时间明显小于该数字.为此,他向 100 名学生做了调查,得知平均每周看电视的时间 $\overline{X}=6.5$ 小时,样本标准差 $S=2$ 小时.问是否可以认为这位教师的看法是正确的.(在 $\alpha=0.05$ 及 $\alpha=0.01$ 两种情况下判断)

六、问答题(5 分)

连续型随机变量与离散型随机变量的主要区别是什么?

试 题 七

一、填空题(本大题共 12 空,共 15 分)

1. 设 $P(A)=0.4,P(B)=0.5$,且 A 与 B 相互独立,则 $P(A+B)=$(　　).
2. 甲乙丙三人独立破译一种密码的概率分 0.2,0.25,0.3 则他们能破译这种密码的概率为(　　).
3. 设随机变量 X 为一连续型随机变量,a 为一实数,则 $P(X=a)=$(　　).
4. 知 $E(X-1)^2=10,E(X-2)^2=6$,则 $EX=$(　　),$DX=$(　　).
5. 设 X_1,X_2,X_3,X_4 为来自正态总体 $N(\mu,\sigma^2)$ 的一个样本,则 $\dfrac{\sum\limits_{i=1}^{4}(X_i-\overline{X})^2}{\sigma^2}$ 服从自由度为(　　)的(　　)分布.
6. 已知 $P(A)=0.2,P(B)=0.3,P(A+B)=0.4$,则 $P(\overline{A}B)=$(　　).
7. 已知 $X\sim B(k;5,0.3)$,则 $EX=$(　　),$DX=$(　　).

8. 设 X 与 Y 独立, $DX=2$, $DY=4$, $D(2X-Y)=($).

9. 设 $P(AB)=P(\overline{A} \cdot \overline{B})$, 且 $P(A)=0.2$, 则 $P(B)=($).

10. 设 A, B, C 为 3 个随机事件, 且 $P(A)=P(B)=P(C)=0.25$, $P(AB)=P(BC)=0$, $P(AC)=0.125$, 则 $P(A+B+C)=($).

11. 一袋中装有 6 个黑球 4 个白球, 有放回地从中随机抽取 3 球, 则 3 个球同色的概率 $=($).

12. N 个人抽取 N 个签每人抽一个, N 个签中有 2 个"有" $N-2$ 个"无", 则第 2 个人抽到"有"的概率 $=($).

二、单选题(本大题共 10 题, 共 20 分)

1. 设 A, B 互不相容, 且 $P(A)>0$, $P(B)>0$, 则下列各式中错误的是( ).
   A. $P(B|A)=0$ B. $P(A|B)=0$ C. $P(AB)=0$ D. $P(A+B)=1$

2. $P(A)=0.5$, $P(B)=0.6$, $P(B|A)=0.8$, $P(A+B)=($).
   A. 0.6   B. 0.7   C. 0.8   D. 0.9

3. 甲乙两人独立地对同一目标射击一次, 其命中率分别为 0.6, 0.5, 则目标被击中的概率为( ).
   A. 0.5   B. 0.6   C. 0.8   D. 1.1

4. 设随机变量 X 与 Y 相互独立且 $D(X)=2$, $D(Y)=1$ 则 $D(2X+Y+6)=($).
   A. 5   B. 9   C. 11   D. 15

5. 设随机变量 X 的密度函数为 $f(x)=\dfrac{1}{\sqrt{\pi}}e^{-x^2+2x-1}$ 则 $E(X)=($).
   A. 2   B. 1   C. -1 D. 0

6. 在区间估计时与置信区间长度无关的因素是( ).
   A. 总体数学期望   B. 总体方差   C. 样本容量   D. 置信度

7. 随机变量的分布函数一定是( ).
   A. 增函数   B. 减函数   C. 不减函数   D. 不确定

8. 下列说法不对的是( ).
   A. 必然事件的概率为 1   B. 不可能事件的概率为 0
   C. 任何事件的概率在[0,1]之间   D. 概率为 0 的事件一定是不可能事件

9. 评价做计量优劣的标准不包括( ).
   A. 无偏性   B. 有效性   C. 准确性   D. 一致性

10. 已知 $X \sim N(2, \sigma^2)$, 且 $P(X<4)=0.8$, 则 $P(X<0)=($).
    A. 0.8   B. 0.2   C. 0.5   D. 0.4

三、计算题(10 分)

从一批药片中随机抽取 100 片, 测定其含量得均数为 10.3mg, 由以往的资料知其含量服从正态分布, 且标准差为 $\sigma=0.45$mg, 试求这批药片平均含量的 95% 的置信区间.

四、计算题(10 分)

设总体 $X \sim N(\mu, \sigma^2)$, 现取容量为 16 的样本, 计算得: 样本均数 $\overline{X}=1.5$, 样本方差 $S^2=0.25$, 试以检验水平 $\alpha=0.05$ 检验 $H_0: \mu=1.2$, $H_1: \mu \neq 1.2$.

*五、计算题(15 分)

为了探讨针剂外观与含量的关系, 随机抽取存放 3 年的安瓿 84 只观察色泽变化, 同时测定含量, 以含量低于 90% 为不合格, 得如下 2×2 列联表:

	色泽合格	色泽不合格
含量合格	46	17
含量不合格	7	14

试判断含量与色泽是否独立. ($\alpha=0.05$)

六、计算题(15 分)

药材公司某研究小组为了研究 5 种不同的施用化肥方案对某种药材收获量的影响, 进行了收获量实验, 每种方案做了 4 块地的实验, 实验结果如下表所示. 试问施肥方案的不同, 对收获量有无显著影响(假设每种施肥方案下收获量的方差相等).

实验号		因素等级				
		1	2	3	4	5
收获量	1	67	98	60	79	90
	2	67	96	69	64	70
	3	45	91	50	81	79
	4	52	66	35	70	88
$\sum\limits_j x_{ij}$		231	351	214	294	327
$\left(\sum\limits_j x_{ij}\right)^2$		53361	123201	45796	86436	106929
$\sum\limits_j x_{ij}^2$		13707	31457	12086	21798	26985

七、计算题(15 分)

用现微定量法,测定二陈丸中甘草浓度 x 与镜检晶纤维的数目 y 的试验数据如下.

x(mg/ml)	2.07	3.1	4.14	5.17	6.2
y(晶纤维数目)	128	194	273	372	454

(1) 计算相关系数;并检验其显著性($\alpha=0.01$);

(2) 试建立 y 与 x 的回归方程.

参 考 答 案

试题一答案

一、单选题

1. B 2. A. P(拒绝 $H_0 | H_0$ 为真) 3. D. 同分布假设. 4. C. 不线性相关. 5. C. $L_{27}(3^{13})$.

二、填充题

1. 互斥,独立,对立. 2. 0.035,0.3375. 3. $\varphi(x) = \dfrac{1}{3\sqrt{2\pi}} e^{-\frac{(x-2)^2}{18}}$.

4. 样本均数 3,样本方差 32.67,样本变异系数 1.91. 5. 4

6. $N(\mu, \sigma^2/n)$,$\chi^2(n-1)$. 7. 选表、表头设计、安排试验.

三、计算题

1. (1) 0.106; (2) 他最可能属于中等体形.

2. (1) 0.6288; (2) $E(X)=4.5$,$D(X)=0.75$.

3. $F=32.2$,有显著性差异.

4. (1) $\hat{y} = 35.45 + 92.64x$; (2) $F=74.30$; (3) $r=0.95$.

试题二答案

一、判断题

1. ×. 2. ×. 3. √. 4. ×. 5. ×. 6. ×. 7. ×,√. 8. √,×. 9. √,×. 10. ×,√.

二、单选题

1. C. 2. A. 3. D. 4. (1) C;(2) A. 5. C. 6. B. 7. B. 8. C.

三、填空题

1. 1. 2. 5,16/3. 3. S_1^2/S_2^2,(n_1-1, n_2-1). 4. 频率(或样本率).

5.0.64 ± 0.094,有效. 6.1,$(R-1)(C-1)$.

四、方差分析、回归分析

1.统计假设$H_0：\mu_A = \mu_B = \mu_C$

实验数据基本计算表如下

治疗方案	A	B	C	合计
$\sum x$			1.4	10.8
$(\sum x)^2/n$			0.98	
$\sum x^2$			1.00	

$$SS_A = \underline{13.71} - \frac{10.8^2}{9} = 0.75, \quad SS_e = \underline{13.80} - 13.71 = 0.09$$

方差分析表如下：

差异源	SS	自由度	$MS(S^2)$	F	$F_{0.01}$	结论
组间	0.75	2	0.375	25	10.91	有显著性
组内	0.09	3	0.015			差异
总计						

2.$l_{xx} = 75 - 21^2/7 = 12$，$l_{xy} = 297 - 21 \times 91/7 = 24$

$l_{yy} = \underline{1235 - 91^2/7} = 52$，$\bar{x} = \underline{21/7} = 3$，$\bar{y} = \underline{91/7} = 13$

$b = \underline{24/12} = 2$，$a = \underline{13 - 2 \times 3} = 7$

(1) 年龄X预报体重Y的回归方程为$\hat{y} = 7 + 2x$;

(2) 回归方程的显著性作F检验

H_0：回归方程无意义

方差分析表如下：

差异源	SS	自由度	$MS(S^2)$	F	$F_{0.05}$	结论
回归	48		48	60		有显著性
残差	4		0.8			意义
总计	52					

五、其他分析方法

1.统计假设$H_0：\mu_d = 0$，$H_1：\mu_d > 0$，

$$\bar{d} = \underline{6.5/5} = 1.3, \quad S_d = \sqrt{\frac{1}{5-1}\left(8.55 - \frac{1}{5} \times 6.5^2\right)} = \underline{0.16}$$

$$t = \frac{1.3}{0.16/\sqrt{5}} = \underline{18.571}, \quad \text{自由度}\ f = \underline{5-1} = 4$$

统计结论：所以$p < 0.05$,该方案是有效的.

2.统计假设$H_0：\mu_1 = \mu_2$，$H_1：\mu_1 \neq \mu_2$，

混合标准差

$$S_\omega = \sqrt{\frac{(9-1) \times 24^2 + (16-1) \times 24^2}{9+16-2}} = \underline{24}$$

统计量

$$t = \frac{273 - 225}{24 \times \sqrt{1/9 + 1/16}} = \underline{4.8}$$

自由度

$$f = 9 + 16 - 2 = 23, \quad t_{0.05/2}(f) = 2.069$$

统计结论：所以$p < 0.05$，转铁蛋白含量测定是有意义的.

3.统计假设$H_0 : p_1 = p_2$（或"治疗方法"与"治疗效果"独立），

统计量

$$\chi^2 = \frac{100 \times (30 \times 30 - 20 \times 20)^2}{50 \times 50 \times 50 \times 50} = 4$$

降压片有效率

$$\hat{p}_1 = 30/50 = 60\%$$

安慰剂有效率

$$\hat{p}_1 = 20/50 = 40\%$$

自由度

$$f = 1, \quad \chi^2_{0.05}(f) = 3.841$$

统计结论：所以$p < 0.05$，复方降压片治疗高血压是有效的.

试题三答案

一、填空题

1. (1) $AB + AC + BC$； (2) $\bar{A} + \bar{B} + \bar{C}$.

2. (1) $E(X) = 3$； (2) $D(X) = 2.1$； (3) $CVX(\%) = 0.483$； (4) $P(X=2) = 0.233$.

3. (1) 0.72； (2) 0.28.

二、计算题

1. (1) 0.00674； (2) 0.1247. 2. (1) 0.13； (2) 0.23. 3. $LD_{50} = 6.053$.

4. (3112.3±237.3), (79275.7, 420100.9). 5. 有显著性差异.

6. 正常. 7. 有无显著性差异. 8. $A_3 B_3 C_2$.

试题四答案

一、单选题

1. C 2. A 3. A 4. D 5. D 6. D 7. D 8. B

二、填空题

1. 0.3 2. $\frac{7}{15}$ 3. $\frac{3}{5}$ 4. 0 5. 正态 6. 8

7. $N\left(0, \frac{9}{20}\sigma^2\right)$ 8. (0.7484, 0.8516) 9. $\frac{(n-1)S^2}{\sigma^2}$ 10. $L_8(2^7)$

三、计算题

1. 设 $B = \{$从这种产品中任取一件是次品$\}$，$A_1 = \{$产品是甲厂生产的$\}$，$A_2 = \{$产品是乙厂生产的$\}$，$A_3 = \{$产品是丙厂生产的$\}$，且有题设可知 $P(A_1) = 0.5, P(A_2) = P(A_3) = 0.25, P(B|A_1) = 0.02, P(B|A_2) = 0.04$，$P(B|A_3) = 0.06$，根据贝叶斯公式

$$P(A_1|B) = \frac{P(A_1)P(B|A_1)}{P(A_1)P(B|A_1) + P(A_2)P(B|A_2) + P(A_3)P(B|A_3)}$$

$$= \frac{0.5 \times 0.02}{0.5 \times 0.02 + 0.25 \times 0.04 + 0.25 \times 0.06} = 0.286$$

即所求的事件的概率是 0.286.

2. 设 X 为该地区患癌症的人数，由题意可知 $X \sim B(10000, 0.005), np = 50, np(1-p) = 49.75$

根据二项分布与正态分布的关系，有 X 近似服从正态分布 $N(50, 49.75)$. 因此至多有 50 人患癌症的概率为 $P(0 \leqslant X \leqslant 50) = P\left(\frac{0-50}{\sqrt{49.75}} \leqslant \frac{X-50}{\sqrt{49.75}} \leqslant \frac{50-50}{\sqrt{49.75}}\right) = \Phi(0) - 0 = 0.5$（其中 Φ 为正态分布的分布函数）.

3. 由题目所给的数据,可以计算得 $\overline{X}=99.98$, $s=1.21$,当总体方差未知时,总体均数的 $1-\alpha$ 置信区间为 $\left(\overline{X}-t_{\frac{\alpha}{2}}\dfrac{s}{\sqrt{n}},\overline{X}+t_{\frac{\alpha}{2}}\dfrac{s}{\sqrt{n}}\right)$,查表得 $t_{\frac{\alpha}{2}}(n-1)=2.31$,代入数据得,所求的重量均数的置信区间为 $(99.05,100.91)$.

4. 首先,建立假设 $H_0:\sigma^2=13$,$H_1:\sigma^2<13$;在 H_0 为真的条件下,代入数据,计算统计量 $\dfrac{(n-1)S^2}{\sigma^2}=$ $\dfrac{(9-1)\times3.1228}{13}=1.92$,又 $\alpha=0.05$,查表知 $\chi^2_{0.95}(8)=2.73$ 由于 $1.92<2.73$,落入了拒绝域,$P<0.05$,故应拒绝原假设 H_0,接受 H_1.即认为收率的总体方差小于原方差 13.

5. 首先,建立假设 $H_0:\mu_X=\mu_Y$,$H_1:\mu_X>\mu_Y$.在 H_0 为真的条件下,计算统计量 $t=\dfrac{\overline{X}-\overline{Y}}{s_\omega\sqrt{\frac{1}{n_1}+\frac{1}{n_2}}}$,其中 s_ω $=\sqrt{\dfrac{(n_1-1)s_1^2+(n_2-1)s_2^2}{n_1+n_2-2}}$,代入数据得 $t=1.8975$,查表知 $t_{0.05}(18)=2.1$.由于 $1.8975<2.1$,没有落入拒绝域,P <0.05,故不能拒绝原假设 H_0,从而认为甲种安眠药睡眠时间没有比乙种安眠药长.

6.(1) 利用数据,计算得 $\overline{x}=66.8$,$\overline{y}=66.51$,$l_{xx}=\sum\limits_{i=1}^{n}x_i^2-\dfrac{1}{n}\left(\sum\limits_{i=1}^{n}x_i\right)^2=171.6$,$l_{yy}=\sum\limits_{i=1}^{n}y_i^2-$ $\dfrac{1}{n}\left(\sum\limits_{i=1}^{n}y_i\right)^2=48.129$,$l_{xy}=\sum\limits_{i=1}^{n}x_iy_i-\dfrac{1}{n}\left(\sum\limits_{i=1}^{n}x_i\right)\left(\sum\limits_{i=1}^{n}y_i\right)=63.72$,所以相关系数为 $r=\dfrac{l_{xy}}{\sqrt{l_{xx}l_{yy}}}=$ $\dfrac{63.72}{\sqrt{171.6\times48.129}}=0.701$,下面检验相关系数:建立假设 $H_0:\rho=0$,$H_1:\rho\neq0$,选择统计量 $t=\dfrac{r\sqrt{n-2}}{\sqrt{1-r^2}}$,其服从自由度为 $n-2$ 的 t 分布.统计量 $t=\dfrac{0.701\sqrt{10-2}}{\sqrt{1-0.701^2}}=2.78$,$\alpha=0.05$,查表得 $t_{\frac{0.05}{2}}(8)=2.306$,由于 $2.78>$ 2.306,$P<0.05$,拒绝 H_0,即认为 x 和 y 有显著的线性关系.

(2) 设回归方程为 $y=a+bx$,由最小二乘法知

$$b=\dfrac{l_{xy}}{l_{xx}}=\dfrac{63.72}{171.6}=0.371329,\quad a=\overline{y}-b\overline{x}=66.51-0.371\times66.8=41.705$$

即所求的回归方程为 $y=41.705+0.371x$.

(3) 建立假设 $H_0:b=0$,$H_1:b\neq0$,$U=b^2l_{xx}=0.371^2\times171.6=23.661$,$Q=l_{yy}-U=48.129-23.661=$ 24.468,统计量 $F=\dfrac{U}{Q/(n-2)}=7.736$,查表得 $F_{0.05}(1,8)=7.708$,$7.736>7.708$,$P<0.05$,拒绝 H_0,即认为回归方程有显著意义.

试题五答案

一、单选题

1. D 2. A 3. C 4. D 5. A 6. A 7. C 8. B

二、填空题

1. 设随机变量 $U\sim N(0,1)$,$V\sim\chi^2(n)$,并且 U 与 V 相互独立,则称随机变量 $t=\dfrac{X}{\sqrt{\dfrac{Y}{n}}}$ 服从自由度为 n 的 t 分布,记为 $t\sim t(n)$.

2. $\dfrac{8}{15}$ 3. $10.4,1.3$ 4. $10,0.3$ 5. $(3.608,4.392)$ 6. 3

三、计算题

1. $A_1=\{$肥胖者$\}$,$A_2=\{$中等者$\}$,$A_3=\{$瘦小者$\}$

$B=\{$高血压$\}$,则 $P(A_1)=0.15$,$P(A_2)=0.75$,$P(A_3)=0.10$

$P(B/A_1)=0.2$,$P(B/A_2)=0.1$,$P(B/A_3)=0.05$

(1) $P(B)=\sum\limits_{i=1}^{3}P(A_i)\cdot P\left(\dfrac{B}{A_i}\right)=0.11$

(2) $P(A_1/B) = \dfrac{P(A_1)P(B/A_1)}{P(B)} \approx 0.273$，$P(A_2/B) = 0.682$，$P(A_3/B) = 0.045$，最有可能是中等体型.

2. (1) $a = \dfrac{1}{3}$

(2) $EX = \dfrac{1}{6}$，$E(3X-5) = 4.5$

(3) $EX^2 = \dfrac{5}{6}$，$DX = \dfrac{29}{36}$，$D(2X+1) = \dfrac{29}{9}$

3. $\hat{p} = 0.25$，$s_{\hat{p}} \approx 0.06$

$(0.19, 0.31)$

四、检验题

1. 解：设 $H_0 : \mu_1 = \mu_2$

$\bar{d} = 1.2$，$s = 0.212$

$t = \dfrac{\bar{d}}{\dfrac{s}{\sqrt{n}}} \approx 12.66 > t_{\frac{0.05}{2}}(4) = 2.776$

所以拒绝 H_0，差异有显著意义.

2. H_0：复方降压片治疗无效果

$$\chi^2 = \frac{N(|O_{11}O_{22} - O_{12}O_{21}| - 0.5N)^2}{O_1.O_{.1}O_{2.}O_{.2}} = 48.505$$

因为 $\chi^2 > \chi^2_{0.05}(1) = 3.841$，所以拒绝原假设，治疗有效果.

3. 解：$\because l_{xy} = \sum\limits_{i=1}^{n} x_i y_i - \dfrac{1}{n}\left(\sum\limits_{i=1}^{n} x_i\right)\left(\sum\limits_{i=1}^{n} y_i\right) = 24$

$l_{xx} = \sum\limits_{i=1}^{n} x_i^2 - \dfrac{1}{n}\left(\sum\limits_{i=1}^{n} x_i\right)^2 = 12$

$l_{yy} = \sum\limits_{i=1}^{n} y_i^2 - \dfrac{1}{n}\left(\sum\limits_{i=1}^{n} y_i\right)^2 = 52$

$\bar{x} = 3$，$\bar{y} = 13$

$b = \dfrac{l_{xy}}{l_{xx}} = 2$，$a = \bar{y} - b\bar{x} = 7$

$\therefore y$ 关于 x 的回归方程为 $\hat{y} = 7 + 2x$

$H_0 : \beta = 0$

$U = b^2 l_{xx} = 48$

$Q = l_{yy} - U = 4$

$F = \dfrac{U}{Q/n-2} = 60$

$F_{0.01}(1,5) = 6.61$，$F > F_{0.01}(1,5)$，拒绝原假设，回归方程有显著意义.

<h1 align="center">试题六答案</h1>

一、判断题

1. √ 2. × 3. √ 4. √ 5. ×

二、填空题

1. 1/2 2. $N(2,11)$ 3. $\sum\limits_{i=0}^{m} C_n^i p^i (1-p)^{n-i}$

4. 1/10 5. 样本相互独立且与总体分布相同.

三、单选题

1. C 2. C 3. C 4. D 5. B

四、简答题

1. 由变量 X 与 Y 的关系可知,随机变量 Y 取值 $0,1,4,9$.

Y 的概率函数为 $P(Y=0)=P(X=2)=1/3$,

$P(Y=1)=P(X=1)+P(X=3)=3/12$,

$P(Y=4)=P(X=0)+P(X=4)=11/36$,

$P(Y=4)=P(X=5)=1/9$

故 Y 分布列 $\begin{bmatrix} 0 & 1 & 4 & 9 \\ \frac{12}{36} & \frac{9}{36} & \frac{11}{36} & \frac{4}{36} \end{bmatrix}$

2. 根据 $\bar{X} \sim N(\mu, \sigma^2/n)$ 可知 $\bar{X} \sim N(\mu, 25/16)$

$\therefore P(|\bar{X}-\mu| \leqslant 2) = P(-2 \leqslant \bar{Z}-\mu \leqslant 2)$

$= P\left(\dfrac{-2}{\sqrt{\frac{25}{16}}} \leqslant \dfrac{\bar{X}-\mu}{\sqrt{\frac{25}{16}}} \leqslant \dfrac{2}{\sqrt{\frac{25}{16}}}\right) = \Phi\left(\dfrac{2}{1.25}\right) - \Phi\left(-\dfrac{2}{1.25}\right)$

$= 2\Phi(1.6) - 1 = 0.8904$

五、计算题

1. 设 X 表示"一盒(10 只)产品中的次品数",

则 $X \sim B(10, 0.01)$

故一盒产品退款的概率为 $P\{x>1\}$,

即 $P\{x > 1\} = 1 - P\{x \leqslant 1\} = 1 - P\{x=0$ 或 $x=1\}$

$= 1 - P\{x=0\} - P\{x=1\}$

$= 1 - C_{10}^0 \times 0.01^0 \times 0.99^{10} - C_{10}^1 \times 0.01 \times 0.99^9 = 0.0042$

则表明约有 0.42% 产品需退款.

2. 由于涉及"减少"问题的检验,设总体均值为 μ,则

$$H_0 : \mu=8; H_1 : \mu<8$$

虽然没有说明总体服从的分布,但由于是大样本,故样本函数仍然有 $U = \dfrac{(\bar{x}-\mu_0)}{S/\sqrt{n}}$ 近似服从 $N(0,1)$,($\mu_0 = 8$)用 U 检验法,左侧检验,H_0 的拒绝域 $U \leqslant -U_\alpha$

$\alpha=0.05$ 时, $-U_\alpha = -U_{0.05} = -1.645$

而 $U = \dfrac{\bar{x}-\mu_0}{S/\sqrt{n}} = \dfrac{(6.5-8)}{2/\sqrt{100}} = -7.5 < -U_\alpha$

拒绝 H_0,接受 H_1,认为教师的看法正确

$\alpha=0.01$ 时, $-U_\alpha = -U_{0.01} = -2.33$

而 $U = -7.5 < -U_\alpha$,拒绝 H_0,接受 H_1,教师看法正确.

六、问答题

答:主要区别有:① 取值不同. 离散型随机变量取值可列个,而连续型变量取值于某区间.

② 取值孤立点的概率不同. 连续型随机变量取孤立点值的概率一律为零,而离散型则不一定.

③ 连续型随机变量在区间取值的概率与边界点无关,而离散型则不一定.

④ 连续型随机变量的分布函数是连续的,而离散型随机变量的分布函数则不连续.

试题七答案

一、填空题

1. 0.7 　2. 0.58 　3. 0 　4. $3.5, 3.75$ 　5. $3, \chi^2$ 　6. 0.2 　7. $1.5, 1.05$ 　8. 12 　9. 0.8 　10. 0.625
11. 0.28 　12. $2/N$

二、单选题

1. D 　2. B 　3. C 　4. B 　5. B 　6. A 　7. C 　8. D 　9. C 　10. B

三、计算题

(10.2118,10.3882)

四、计算题

(1.2336,1.7664)

五、计算题

含量与色泽非独立,即含量与色泽的联系具有统计学意义.

六、计算题

施肥方案对收获量有高度显著影响

七、计算题

(1) $r=0.9978$;甘草浓度 x 与镜检晶纤维的数目 y 的线性相关关系显著;

(2) $y=-48.1102+80.3488x$.